International
Classification of
Functioning,
Disability and Health

ICFと
日本の健康福祉

丹羽國子
NIWA KUNIKO

幻冬舎MC

ICFと日本の健康福祉

地球上で、もっとも獰猛な動物は人間、
そして、全生物のなかで
もっとも絶滅の危機に瀕しているのは、人間の子、
ことに、日本国に住む子どもたちである。

はじめに

　地球は、太陽系のかけがえのない一惑星です。本著の目的は、その地球の日本に住む一人ひとりに貢献できる「ICF（＝国際生活機能分類）に基づく健康福祉」の創造です。これは、「2000年までに、否それ以降もすべての人に健康を」（アルマ・アタ宣言・WHO　1978年）が20世紀に果たせなかった夢でもあります。

　平成時代の30年間は、第2次世界大戦後の廃墟から構築してきた日本のサービス・制度・政策の抜本的改革が進まず、再構築が先送りされた30年であったと言えましょう。

　2000（平成12）年に初めて一人ひとりを対象とした40歳以上から介護保険料を払いながら65歳から受給する介護保険制度が成立しました。高齢化が30％に達しました。22年目の2023年に「2025（令和7）年度改正」が発表されました。

　しかし、0歳（受生児）から39歳までの健康に関する社会保障制度は、世帯単位の原則を基本とした生活保護

法と親や本人の医療保険に基づいています。そのため一人ひとりの子どもの受診は親の判断に委ねられることになり、状況によっては諸問題が起きています。

　ICF の構造（＝ mechanism）と方法（＝ method）は、次のようになっています。

●かけがえのない地球の日本に住む地球人の叡智の結晶の中で、人類社会（＝ The human family）の進化過程で培われてきた人間の躰の構造・機能に基づいた「健康な生き方がある」

●すべての人間は、「各自の一生の過程で、自助（＝他人に頼らず、自力で向上発展を図ること：日本語大辞典第二版・p933）のできない困難な時期を持つ直立二足歩行の社会的存在である」

●一人ひとりが「生を受けた受生時から健康な生き方を会得し、良いライフサイクルで生きる事は、次の世代への責務であること」を真摯に受け止め、尊厳ある死までの一生（＝ Life）の健康を維持できるように支援する個人と地域（＝ community：生活協働体）と国家の互恵性を持つ健康福祉のサービス・制度（＝ system）・政策を想像する学問である。

●地球環境の有限な諸資源や動植物など必要最小限に消費しながら、しかも、有限な諸資源や動植物の新生・再生力を高め、次の世代に緑豊かで住み良い地球環境を引き継ぐこと。

● WHO憲章の前文（＝健康憲章）の尊重と教育権を定めた「国際人権規約（A規約第13条教育権）」と戦争のない世界の平和の維持に貢献できる21世紀日本の社会制度の根幹をなすものである。

　幸い2001年、自然科学と社会科学の叡智を結集した世界共通用語として、ICFがWHO加盟国の満場一致で採択され、個人の自己評価とともに、健康福祉政策や教育・労働（雇用を含む）・家庭・地域・地球環境等の社会政策における個別的対人社会サービスの質の保障と評価ツールの実用が可能になりました。

　そのため、「社会システムが整えば、障害に遭遇する機会は減少する」というICFの理念に基づいた複眼的視野を持って、一人ひとりの福祉の全体性を健康（＝Health）の原点に立ち返って捉え直し、総合的な社会制度に再構築をすることが重要です。さらに、21世紀に入り、一人

ひとりの健康を科学的に研究する顕著な成果がつぎつぎに発表されました。

1．2009年にノーベル生理学・医学賞を受賞したエリザベス・ブラックバーン氏と、エリッサ・エペル氏は「私たちの躰を創る一つ一つの細胞にある細胞核の遺伝情報を載せた染色体の両端にあるテロメアが長寿を伸ばす方法の鍵であり、テロメアが全身の健康状態を表す指標の一つとして注目され、どのように老いるかを左右するのは、細胞の健康状態なのだ」と細胞レベルでの健康を気遣うことが健康寿命を伸ばす究極の方策と言っています。

2．同年、一般社団法人エジソン・アインシュタインスクール協会を設立した鈴木昭平氏と篠浦伸禎脳神経外科医は、子育ては「脳育て」であり、「現代日本の教育は、極端に左脳に偏った教育であり、多くの子どもは、本当の意味で、幸福感のある人間関係を周囲の友人と築けずにいます」と述べています。

3．2013年に、東北大学大学院医学系研究科の大隅典子教授は研究室で、脳の機能と栄養をテーマに「母体から胎児、母乳から乳児と、脳の発育には重要な必須脂

肪酸の摂取を与え続けること。出来れば母乳での授乳が大切」と発表しています。この結果を医療現場の順天堂大学大学院医学研究科の清水俊明氏は「ここ数年、新たに ARA（＝アラキドン酸）が脳の成長と発達に重要だとわかって来た。脳は 1 歳で大人の 70％、3 歳で約 90％できる。小児科では胎児の時から生後 3 年ぐらいを ARA がとくに必要な時期とみている」そして「母乳から摂取することが理想」で「生後 6 カ月頃からは、離乳食に肉や卵や魚介類の摂取のバランスが大切」と言っています。（2013 年 3 月 7 日産経新聞『企画特集』）

　第 2 次世界大戦後の日本の社会福祉と医療制度は、申請主義の事後医療・事後福祉で経過しています。そのため、生活保護家庭は、生活保護法の世帯単位の原則のもとに、子どもたちの成長発達に応じた食費や被服費の全額支給は、世帯主へ支給するため、なかには両親の喫煙・飲酒・ギャンブル等に消えて、成長発達に応じた食事や清潔保持や季節の衣服が整えられない子の現状があります。さらに、核家族や一人親の子どもたちは、離婚した夫からの養育費が滞るか来なくなり、シャカリキの母と

子どもたちの我慢が続く状態です。

　本著は、筆者自身の体験と学び得た知識と意味ある人生を生き続けたいと願って、21世紀の地球環境の悪化と地震災害の不可避な日本において、健康を願うすべての人（＝受生時から）に対して、一人ひとりがQOL（＝Quality of life：生活の質）を高めながら健康福祉（＝ The Health of Well-being）で安全（＝許容されるリスクを考慮）に、安心して、住み慣れた地域で暮らすことのできる社会制度としての健康福祉のサービス・制度・政策の構築と「平和なくして福祉なし」（一番ケ瀬康子言）の世界に寄与する行動を誓うものです。

　読後の皆様から、忌憚のないご意見をいただき、21世紀に「健康福祉学」が確立し、一人ひとりの健康が維持できて、安心で安全な生活のできる平和な日本が維持できる発端になれば幸いです。

目　　次

はじめに ……………………………………………………………… 3

第 1 章　健康福祉の原点

第 1 節　直立二足歩行の進化過程にある
　　　　動物としての宿命 ……………………………………… 14

第 2 節　子は親を選べない不条理 ………………………………… 17

第 3 節　すべての人間はライフサイクルで
　　　　「自助」の出来ない時期がある …………………………… 19

第 4 節　今日の日本の様相 ………………………………………… 23

第 5 節　ハビリテーション不足の人びとの生活実態 ………… 27

第 2 章　人間の福祉の全体性（＝ The universe of well-being）

第 1 節　健康福祉の領域 …………………………………………… 36

第 2 節　「WHO 憲章前文」：健康憲章 ………………………… 42

第3章 ICFに基づく健康福祉の個人の 躰の構造・機能の障害・変調度の測定

第1節 ICFにおける健康福祉領域 …………………………… 46

第2節 躰の精神機能の領域 …………………………………… 50

第3節 活動・参加の領域 ……………………………………… 51

第4節 背景因子としての環境因子 …………………………… 58

第4章 日本における 一人ひとりの活動・参加の測定方法

第1節 年代毎の10事例 ……………………………………… 64

第5章 日本のライフサイクルにおける健康福祉

第1節 受生時から細胞の健康度を育む 両親と周りの環境 ………………………………… 78

第2節 受生時から出産・成長発達過程の二分の一 成人式（10歳）までの時期 ……………………… 83

第3節 子育て10カ条 ………………………………………… 91

第4節 ライフサイクルで遺伝性疾病や 自助の困難な健康状態で生きる時期 …………… 94

第5節 義務教育期間はどのような障害のある子でも 居住地の小学校へ ………………………………… 96

第6章 日本に住む一人ひとりの
ライフサイクルを支える健康福祉学

第1節 日本に住む人間のライフサイクル ……………………… 104

第2節 厚生労働省は「健康福祉省（子ども家庭庁を
含む）」と「労働福祉省」へ ………………………… 116

第3節 文部科学省は「教育福祉省」と
「地球科学省」へ ………………………………………… 122

おわりに ………………………………………………………………… 128

巻末　ICF 機能分類による 1,500 項目

第1章

健康福祉の原点

第1節

直立二足歩行の進化過程にある動物としての宿命

　全動物のなかの人類は、地球環境のなかで唯一の直立二足歩行を進化させながら、脳を発達させ、上肢を自由に使えるようにしながら道具を使い、食料や物を持つ機能を獲得し、牙や尻尾を消失（今日でも先祖帰りの子が生まれる事もあるが…）させ、躰に動物の皮等をまとい体毛を薄くし、木から土に降りて海と川の傍でクリやドングリを育て定住をも可能にしました。

　しかし、脳の発達が大きく（今日の重量は1,200～1,500g）なり、発達は目覚ましいが、脳を支える首は太くならず、頚部内は気管と食道が並列しているため、嚥下機能の未熟や老化による退行現象が起きると「誤嚥」の危険性が高くなります。例えば節分が近づくと日本では、「5歳以下の幼児は豆を食べないように」と注意を呼びかける場合があります。また嚥下機能の低下した高齢者が誤嚥で死亡する事故も後を絶たない状態です。

　脳の重量は、体重の約18％ですが、重量当たりのエネルギー消費量は、900Kcalですので、十分な栄養しかも

第1章　健康福祉の原点

朝の蛋白質・脂肪・たっぷり赤・白・黄・黒・緑の５色の野菜・海藻類の食事とたっぷりビタミン類の摂取が必須です。７‐８時間の睡眠と運動・労働に加え膝関節歩行ではなく、図１のように歩き始める幼児期から大腿骨から歩く方法（＝骨盤と同じ幅に両足で起立し、歩行時は、先ず進めた片足の踵を土につけてから足先を土につけ、もう一方の片足の踵を土に進めるという動きを繰り返して歩く）を習慣化（＝日常化）して血流を促進し、脳への循環機能を高める必要があります。この歩行の習

図１：通常歩行のプロセス

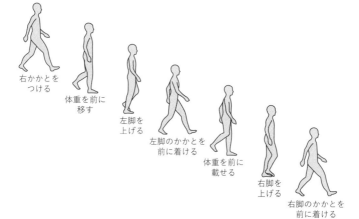

薄井坦子著「ナースが視る病気」p7 講談社 2002 年より作成

慣化は、高齢になりつま先歩き（＝膝関節歩き）による「腰椎症」・「膝関節症」・「大腿骨骨折」をもたらす要因になりますのでご用心下さい。

　もう一つの難点は、男女差が著しい骨盤です。骨盤の孔は、男性はほぼ三角形に近い状態ですが、女性では、妊娠し胎児の順調な発育や出産の際に胎児が通るため、幅が広く丸くなっています。骨盤の開閉は、初潮の１年以上前までは前傾して女児型ですが、初潮をはさむ前後１年から出産時に胎児を通すため、直立傾向（女性成人型）へ転換し始め、初潮１年後以降に直立傾向（女性成人型）になります。若年出産またはそれを経験した経産婦では安産となり易いためです。

　しかし、今日の日本の現状は、４人に１人が帝王切開（＝経腟分娩で母体または胎児の生命の危険性がある場合に適応）での出産です。さらに、性感染症（HIV 感染・性器ヘルペス）や胎児異常、例えば、骨盤位（逆児）や児頭骨盤不均衡や胎児機能不全や分娩停止・微弱陣痛や子宮筋腫核出等の場合も帝王切開手術が絶対適応です。

　このように、直立二足歩行の人間には、四足動物に比

べて、障害が多く生じるため、二分の一成人式の10歳になりますと体重40kg以上になり初潮が始まる女子が増えています。したがって、家庭や小学校教育に、何が重要で、何を教えるかを考え、さらに性機能と生殖機能の違いを具体的に時間を割いて教育する必要があります。現実には、学生コンパで意気投合して性行為をした女子学生が妊娠して人工中絶手術を受けるケースや、「1回きりで、俺の子かどうかわからない」と逃げられてしまう場合もあります。また迷っている間に中絶できる期間が過ぎ出産し、「どうしよう」と困って相談に来る女性もいます。

第2節
子は親を選べない不条理

　子は親を選べない不条理のなか、人として人間として、健康で妊娠を願う父と母は、まず、父と母が健康な状態にあり、合意のもとに結婚していることが問われています。理由は、人間の健康な躰は、約37兆余個ある細胞一つ一つの健康状態に基づいており、父と母の生体リズム

と生活リズムが、何よりも健調（著者の造語。健康で調子が良い状態）である事が必須だからです。「進化の過程で脊椎動物が大脳を獲得するのに果たした遺伝子の機能を見つけた」[注1] やアレルギーは父の遺伝子が関わっている等があり、脳の研究は日進月歩で進んでいます。

　1978年にスコットランドのディングルトン病院研修時に、デンマーク・ノルウェー・アイルランド・スコットランドの18～20歳前後の研修生たちと寄宿が一緒でした。食後や休日や行楽時に、結婚観を聴いてみると「結婚して生涯を共に歩める人を選ぶには、15歳位から恋愛もするが、一緒に生活して楽しいか、お互いを高め合える人かどうか、生涯を共に支え合って生活ができる人かどうか。2、3人の異性と同棲（1週間のこともあるが、1カ月近く生活する事もある）して、気が合うか、お互いの生涯を高め合える人かを確認してから結婚相手を選ぶのが一般的」とのこと。老後を考えた相手選びに感心

（注1）京都大学理学研究科：佐藤ゆたか准教授ら　国際科学誌ネイチャーコミュ
　　　ニケーションズ掲載：2019（令和元）年12月17日京都新聞

し、教えられました。

日本の場合、同棲して結婚する人も多くはなっています。しかし現実には、多くの男女が、一緒に生活するのは結婚後が多く、お互いを確認して結婚したはずでしたが、一緒に生活を始めると習慣の相違や違和感が多く、「こんなはずでは無かった」という人が多いのが現実です。

日本の夫婦関係は、世間体や親戚等の対外的関係を重視して我慢するとか、生涯を共にする関係は『生きるため』を一番にして、子どもとの関係は夫婦の関係に左右されて二の次になっているように感じます。

子は親を選べない不条理を考えれば、北欧等の結婚前の男女に学ぶ必要があるのではないでしょうか。

第3節
すべての人間はライフサイクルで
「自助」の出来ない時期がある

図2のように、自助（=Self Care）を育み、成長発達をさせるには、何よりも父と母の健康と生活リズムに基

づいた生体リズムが健調であり、妊娠を目指す食事・睡眠・労働（＋運動）・ストレス解消の日々と受生時から父母の相愛に基づく濃厚なケアが必須です。

　地球環境のなかの日本の風土において、人間は一人ひとりの一生（ライフサイクル）の過程で、自助（＝他人に頼らず、自力で向上発展をはかること）のできない困難な時期を持つ社会的存在です。

図２：人間には共助と公助が必要

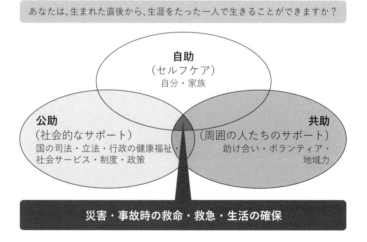

１．受生時から出産・成長発達過程の二分の一成人式（10歳）までの時期。

２．ライフサイクルで高齢になり老化が進行し自助が困難な状態の時期。

３．ライフサイクルで遺伝性疾病や自助の困難な健康状態で生きる時期。

　三者は、健康福祉の第一の対象者です。したがって従来の妊娠届から母子健康手帳を受けての社会福祉や無戸籍の子の生育や低年化する不登校や自殺等々の対応ではなく、受生時から脳の成長発達に応じた健康福祉サービスの提供が必須です。

　例えば、母子健康手帳は、2002 年に岡山市で変更し継続している【親子健康手帳】にして、詳しくは後述しますが、「公助」の役割を果たすものとして私は「健康福祉ステーション」の設立を提案します。「健康福祉ステーション」は 24 時間対応の訪問ケアを担う機関で、学区毎に設置します。

　人間の躰は、ルーの３原則に基づいて

１．使いすぎるとだめになる

２．使わないと退化する

３．適度に使えば発達する

ようになります。だが、アナログ仕立てであり、因果応報にできているため、細胞の健康度に左右されます。腸内細菌と共生きして有用菌の餌を含めて過不足の無い栄養補給が必須ですし、サーカディアンリズム（＝生体リズム)で生かされている直立二足歩行の動物だからです。

　したがって健やかに加齢するには、家事・家政・自炊ができて、生活機能の自立と自律が必須です。そして、ブレスローの健康習慣である以下の７項目を守りながら、日本の風土や生活を考えると健調が維持できます。

１．適正な睡眠時間（私たちは３種類の時計に支配されている。７－８時間・乳幼児・高齢期は長く）

２．適正体重の維持（肥満度＝ＢＭＩ　＊簡便には身長－ 100 の小太りが良い）

３．朝食を毎日取る（理由あり）

４．間食をしない（10・15・20 時に水分補給をする）

５．喫煙をしない

６．過度の飲酒をしない

7．定期的にかなり激しい運動（日中の遊び・労働で汗
　をかく）

　人間のライフサイクルは、一人ひとりが3世代を生き
て死を迎えるため、どの世代とも関わって学びながら、
その時期を迎える事が良い人生を迎える最強の学習と言
えましょう。

第4節
今日の日本の様相

　近代日本には、わが子を朝・夕の賄い付（＝食事付き）
で健康管理にまで気を使う家主の部屋に下宿させて、高
等学校を受験させる親もいました。また夏目漱石の「坊っ
ちゃん」の清さんのようなお手伝いさんを雇い、わが子
の健康と自立を見守るケースもありました。
　しかし、これらの親の行動規範と家庭の伝統や文化は、
第2次世界大戦終戦（1945年）後、日本国憲法第24条
「婚姻は、両性の合意のみに基づいて成立」を基本とし
て、戦前の「家制度」を公式に否定し、核家族を世帯に

して以来、日本人の行動規範や生活様式は一変しました。

　その歴史過程で失ったもっとも大切なものは、次の世代に引き継ぐべき「良い食習慣」や「人との交わりのマナー」「良い生活習慣」「生活の智慧」です。これらは憲法第25条に規定された「健康で文化的な最低限度の生活」の基盤である人間の躰の宿命と発達・退行のメカニズムに応じた健康な生き方習慣を獲得するために欠かせないものです。自助（セルフケア）や他者へのケアである地域における共助（ボランティア）にも深い関係があります。

　つまり、「ハビリテーション（= Habilitation：人間の衣を着せる意：転じて、健康な生き方の習慣を纏う意)」不足の人間を育て、その人たちが親となり、後天的遺伝である世代間伝達を次の世代に引き継いでいることです。

　精神障害に至る過程には生活習慣が大きく影響することが知られています。ストレス管理、運動、睡眠、食生活などが精神的な健康に重要な役割を果たします。諸外国では、第2次世界大戦後に公立病院内に生活訓練施設を設けて、入所者5‐7人のチームで一人ひとりが生体

リズムに合致した生活リズムを習得するため、早寝・早起き・たっぷり朝ご飯と散歩・労働・睡眠のできるスケジュールをチームカンファレンスで話し合って分担し、担当した労働を交代しながら繰り返し、カンファレンスで評価をし、生活習慣を築く訓練をして就職という方法で、一人ひとりの生活機能の自立と自律を協働生活訓練によって確立して社会人になり自律して行きます。

　例えば、スコットランドは1990年に精神病院26万人の入院者をこの方法で2010年代には、犯罪を伴う精神病者を含めて1.6万人に減少しています。この方法は世界的に広がり、各国で精神病院を減少させています。

　しかし日本は、精神病院の入院患者が約27万人と世界一の入院患者数で、「社会的入院」と言われ、日本精神科病院協会長は、認知症患者を入院させて精神科ベッドを守ることを伝達し継続維持を求めています。

　憂慮すべき次の世代の健康状態は、危機的状況です。すでに2007年の新聞に、「小1プロブレム」や「中学生の4人に1人は『うつ状態』」や「ネットカフェ調査から見えて来た青年の仕事と生活の困難―ネットカフェ調査の特徴とまとめ」[注1]、「退化する若者たち　歯が予言す

る日本人の崩壊」[注2]、「ひきこもりの国　なぜ日本は『失われた世代』を生んだのか」[注3] 等に見られる通りです。

　さらに、高齢期の生活を支える所得保障としての国民年金保険料納付率は、年々低下し、国政や統一地方選挙の投票率も年々低下して社会的健康障害も深刻です。

　ハビリテーション不足の成人が加齢して高齢期に入り、そのままリハビリテーションを受ける状況が生まれています。

（注1）全国青年雇用大集会実行委員会「賃金と社会保障」p16-18　2007年
（注2）丸橋　賢「退化する若者たち　歯が予言する日本人の崩壊」PHP新書
　　　　2006年
（注3）ジーレンジガー　マイケル著、河野純治訳「ひきこもりの国──なぜ日本は『失われた世代』を生んだのか」光文社　2007年

第1章 健康福祉の原点

第5節
ハビリテーション不足の人びとの生活実態

　今日の日本において、ハビリテーション不足親子の後天的世代間伝達が、確実に、しかも鼠算的に増加しています。その生活実態をみてみましょう。

１．笑わない乳児。大学の同期生で恋愛結婚した父母は、早朝から夜半まで会社人間の父と朝起きられない買い食い勝手食いの母は、「産んで人生を狂わされた」と公言し、オムツ交換は、「３回までキャパ（＝漏れない容量）がある」と経済性を優先させて育児を省き、室内は散らかし放題。見かねた祖母が育児の手伝いに来訪すると、母は直ちに装って外出。

２．救急外来の受診時、高熱の幼児の躰の胸と背中に保冷パックが巻かれているため、看護師が直ぐ除去して氷枕に替えると、「発熱時は、躰を冷やす。と本に書いてあった」と主張する父母。

３．午前２時の小児専門病院に電話で「うちの子（８ヶ月）が、標準体重より200g少ないので診てほしい」と

母親。何時にオムツ交換をされましたか？ 「今、大小便が出たので替えて体重を量った」 どの位の量でしたか？ 「あ！そうか」とガチャン。

4．幼児語を話す身長134cmの5歳児が銭湯の浴槽内で周囲の注意も聴かず、タオル遊びと水泳。母は化粧室で肌の手入れ中。

5．オムツ使用中の就学直前の男子を連れたファッショナブルな父母が「うちの子はヒルシュスプルング病かも知れませんので検査して下さい」と小児科外来を受診。排泄訓練を知らない父母。父母に排泄訓練を指導。

6．小学校2年生の落し物の筆箱のなかは、化粧道具一式と1本の鉛筆と消しゴム1個。

7．「なぜ、窓を拭くの？」と小学3年生。雨が降って汚れているからよ。「ふーん、家では一度もしないよ」 青空が汚れて見えるでしょう？お手伝いをすれば？「おこられるもん」 なぜ？「勉強しなさい、ばかり言うの」

8．中学1年生が自宅トイレで出産。救急車で新生児センターへ。なじり合う父と母。世間体を理由に引き取りを拒否。新生児は乳児院へ。中学3年になって、ま

た出産。乳児院へ送られる新生児と乳児院から児童養
護施設へ移る兄。

9．18歳で同棲を始めて30歳になる母親は、出産する
毎に蒸発。4兄弟姉妹を各児童養護施設に預けて、5
人目の男性と同棲中。

10．関東一円の5児童養護施設から各小学生5名が信州
アファンの森で自然を楽しみ自炊のできる子を育む2
泊3日の合宿の民宿。先生一人と5名が大部屋で就床。
小学5年の女子が看護師の部屋に「ここで寝かせて」
と来る。どうしたの？「部屋の入口の鍵が合鍵で開け
て入られるといやだから」と言うので、奥の先生と替
えて落着。再婚した母の夫から性的虐待を受けていた
子であった。

11．生育過程で包丁とまな板の無い買い食い勝手食いで
育った父（25歳）子家庭。母は産後に家出。毎朝、父
は1,000円を娘（小学1年生）の枕元に置いて出勤。目
覚めた娘はコンビニエンスストアで昼食の350円
（ラーメンか焼きそば）の他は、好物のスナック菓子を
買って食べている。父が夕食を買って帰るまで、公園・
デパート巡りで、不登校の肥満児。

12. 対人関係の苦手な高校生。両親は「この子はシャイだから」と三度の食事を個室に運び、午後8時から11時まで、各教科の家庭教師を雇い受験準備。私立高校生は朝起きられず、登校しても生あくび・居眠り・遅刻・欠席で5大学の受験に失敗。「俺のやりたい事をやらせろ」と叫び、自室に閉じこもって昼夜逆転のゲーム機器遊び。

13. 「うつ病」と診断された大学院生は、仕送りの15万円でたばこ・酒代を優先させ、買い食い勝手食いの昼夜逆転生活。3カ所の精神科病院と心療内科クリニックを受診し、多量の内服薬は押入れ内に分類して並べて薬剤をインターネットで販売して小遣い稼ぎ。その後、急死（後日、妹さんの連絡）。

14. 地下鉄の座席。化粧しながらパンを食べる若い女性。見かねた高齢者が注意すると「公共の場よ。何が悪いの？」と反撃。押し黙る周囲の人たち。

15. 共働きの両親は、知的障害の子に夜間は大人用オムツを使用し、登校前にオムツを外して特別支援学校に自家用車で送迎。ハビリテーションができないまま卒業直前になって困惑する親と教師たち。

第2次世界大戦後の日本は、胎児・乳幼児期から自由放任、過干渉、長時間保育、義務教育、学習塾や高等教育に任せて、家庭内では、家族一人ひとりが携帯電話を持ち、子は個室で孤食し、家族ばらばら。家族一人ひとりが好きな時に好きなものを食べて生活する習慣が常態化しています。

「親」は、「立つ木を見守る」と書き、子の成長発達（＝生活機能の自立と自律）を見守ります。日本の労働体制は、98％が雇用労働か自営業のため、10歳頃から何が好きで何を習得して就労するのか？の話し合いと見守る姿勢を果たさなければなりません。

子が生活機能の自立と自律を習得し、社会性を身につける事を、親が「好きな事をやりなさい」の連発で月日が経過すると、子は家族における団欒や家事・家政・自炊の経験が乏しいまま加齢します。

2002年に「生体リズム健康法」(注1)、2003年に「ケータイを持ったサル『人間らしさ』の崩壊」(注2)と「脳の栄養失調」(注3)等が出版され、警告を出していますが、「携帯中心」になって本や新聞を読まず、固定電話の無い家

族は増加の一途です。

　そのため、子どもの成長発達過程に必須のハビリテーションは、年々減少する出生数と比例して社会問題化し、「『共助』のちから」の著者堀田力氏は、「20年のボランティア活動で視えて来たのは、「ふれあい欠乏家族」が増えている事」[注4] と指摘しています。

　2018年には「不寛容社会」[注5] や中根千枝氏が「タテ社会の人間関係」出版後52年目に出した続編の「タテ社会と現代日本」は、「変わらぬタテ社会の人間関係」で、非正規雇用、長時間労働、いじめ、孤独死、女性活躍社会の遅れ等々を「タテの社会から派生する弱点」として指摘しています。

　また、親の価値観主体の意見により、「男の子が欲しかったから」と男子のように育て、10歳頃に悩み始めて、小児専門病院に受診し、子の男女の性別や自主性を抑制し続けたため、「僕は、親にやらされて育った」と親を恨み、周囲の関係者を恨みながら、成長していく場合があります。子は親を選べない不条理と家庭が最小の協働社会としての「初めの学校」であり、当事者は、他人との関係性の希薄化した生活環境のなかでひきこもっている

人とその親の「9060」問題のように、第2団塊世代500万人の年金受給者に続いて、無年金のひきこもりが60代になってきています。

（注1）田村康二著「生体リズム健康法」文藝春秋　2002年
（注2）正高信男著「ケータイを持ったサル『人間らしさ』の崩壊」中公新書　2003年
（注3）高田明和著「脳の栄養失調」講談社　2005年
（注4）堀田力著「『共助』のちから」p80　実務教育出版　2014年
（注5）谷本真由美著「不寛容社会」　ワニブックスPLUS新書　2017年

第 2 章

人間の福祉の全体性

（ = The universe of well-being ）

第1節
健康福祉の領域

　第54回WHO（=World Health Organization）総会（2001年5月22日；決議54.21号）において、満場一致で承認された「International Classification of Functioning、Disability and Health」の略称が「ICF」です。日本では「国際生活機能分類—国際障害分類改訂版—」と訳され出版されています。

図1：健全であることの定義（The Universe of Well-being）

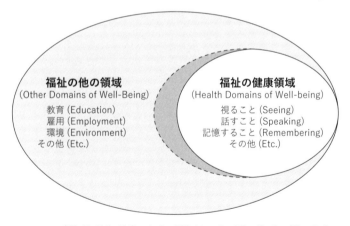

出所：World Health Organization."ICF : International Classification of Functioning、Disability and Health"、WHO Geneva.

第2章　人間の福祉の全体性（= The universe of well-being）

　図1のように、健全であることの定義（人間の福祉の全体性）を①福祉の健康領域と②福祉の他の領域（教育・雇用・環境・その他）ととらえて、アルファベットと数字の組み合わせにより約1,500項目に分類し、一人ひとりの地球人が利用できる世界共通用語と実用的なシステムの測定用具を提供し、国際的に活用できるようになりました。

　WHO総会は、中立の立場から、さまざまに異なる風土や文化や健康政策・社会政策などを持つ加盟各国の諸事情に配慮してその振幅をグレイで表現しています。さしずめ日本の場合は、火山や地震多発地帯のため、地球科学省を作り、防災庁を創る必要があります。

　そして表1のように、使用する用語の定義がありますので、ICFの全体図を図2にしました。

表1：健康との関連における用語の定義

躰の機能・構造	章・コード	分類のブロック・カテゴリー
視覚	2:b210-b220	視覚と関連機能
聴覚	2:b230-b240	聴覚と前庭の機能
発話	3:b310-b340	音声と発話の機能
消化	5:b510-b535	消化器系の機能
排泄	6:b610-b630	尿路機能
生殖	6:b640-b670	性と生殖の機能
性機能	6:b640	性と生殖の健康
皮膚と外観の損傷	8:b810-b830	皮膚と関連部位の構造
呼吸	4:b440-b460	呼吸器系の機能
痛み＊	2:b280	痛み
感情＊	1:b152-b180	個別的精神機能
睡眠	1:b134	全体的精神機能
活力と気力	1:b130	全体的精神機能
認知＊	1:b140,b144,b164	注意、記憶および高次認知機能
参加と活動		
コミュニケーション	3:d310-d345	コミュニケーションの理解・表出
可動性＊	4:d450-d465	歩行と移動
器用さ	4:d430-d445	物の運搬・移動・操作
セルフケア＊	5:d510-d570	セルフケア
通常の活動＊	6と8	家庭生活と主要な生活領域
対人関係	7:d730-d770	特別な対人関係
社会生活機能	9:d910-d930	コミュニティライフ・社会生活・市民生活
＊ＷＨＯへの報告に必要な6項目		

第2章　人間の福祉の全体性（＝ The universe of well-being）

各章の内訳	
躰の機能／障害	
第1章：精神機能	「全体的機能」(b110 ～ b139)、「個別的機能」(b140 ～ b199)
第2章：感覚機能と痛み	「視覚および関連機能」(b210 ～ b229)、「聴覚と前庭の機能」(b230 ～ b249)、「その他の感覚機能」(b250 ～ b279)、「痛み」(b280 ～ b299)
第3章：音声と発話の機能	(b310-b399)
第4章：心血管系・血液系・免疫系・呼吸器系の機能	「心血管系の機能」(b410 ～ b429)、「血管系と免疫系の機能」(b430 ～ b439)、「呼吸器系の機能」(b440 ～ b449)、「心血管系と呼吸器系の付加的機能と感覚」(b450 ～ b499)
第5章：消化器系・代謝系・内分泌系の機能	「消化器系に関連する機能」(b510 ～ b539)、「代謝と内分泌に関連する機能」(b540 ～ b599)
第6章：尿路・性・生殖機能	「尿路機能」(b610 ～ b639)、「性と生殖機能」(b640 ～ b699)
第7章：神経筋骨格と運動に関連する機能	「関節と骨の機能」(b710 ～ b729)、「筋の機能」(b730 ～ b749)、「運動機能」(b750 ～ b799)
第8章：皮膚および関連する構造機能	「皮膚の機能」(b810 ～ b849)、「毛と爪の機能」(b850 ～ b899)
躰の構造／障害；省略（理由：躰の構造／障害に関連機能として入っているため）	
活動と参加／活動制限・参加制約	
第1章：学習と知識の応用	「目的を持った感覚的経験」(d110 ～ d129)、「基礎的学習」(d130 ～ d159)、「知識の応用」(d160 ～ d199)
第2章：一般的な課題と要求	(d210 ～ d299)
第3章：コミュニケーション	「コミュニケーションの理解」(d310 ～ d329)、「コミュニケーションの表出」(d330 ～ d349)、「会話とコミュニケーション用具・技法の利用」(d350 ～ d399)
第4章：可動性	「姿勢の変換と保持」(d410 ～ d429)、「物の運搬・移動・操作」(d430 ～ d449)、「歩行と移動」(d450 ～ d469)、「交通機関等を利用しての移動」(d470 ～ d499)
第5章：セルフケア	(d510-d599)
第6章：家庭生活	「必需品の入手」(d610 ～ d629)、「家事」(d630 ～ d649)、「家庭用品の管理と他者への援助」(d650 ～ d699)
第7章：対人関係	「一般的な対人関係」(d710 ～ d729)、「特別な対人関係」(d730 ～ d799)
第8章：主要な生活領域	「教育」(d810 ～ d839)、「仕事と雇用」(d840 ～ d859)、「経済生活」(d860 ～ d899)
第9章：コミュニティライフ，社会生活，市民生活	(d910 ～ d999)
環境因子	
第1章：生産品とテクノロジー	(e110 ～ e199)
第2章：自然環境と人間がもたらした環境変化	(e210 ～ e299)
第3章：支援と対人関係	(e310 ～ e399)
第4章：態度	(e410 ～ e499)
第5章：サービス・制度・政策	(e510 ～ e599)

いずれも、World Health Organization."ICF:International Classification of Functioning, Disability and Health",WHOGeneva,2001 より作成

図2：ICFの全体図　健康状態（Health　Condition）障害または変調（Disorder or Disease）

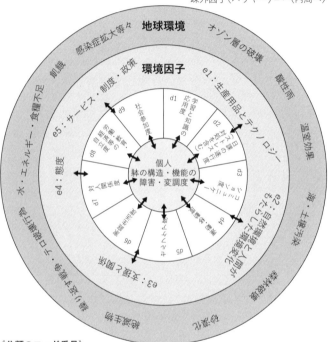

促進因子(ファシリテーター)＝→(外周へ)
疎外因子(バリヤー)＝←(内周へ)

《分類のコード番号》
躰の構造・機能の障害・変調度(Body Functions and Structures)
　：b110-b899（b＝body の略）
　：s110-s899（s＝structures の略）
活動と参加（Activity and Participation）
　：d110-d999（d＝domains の略）
環境因子（Environmental Factors）
　：e110-e599（e＝environmental の略）
個人因子（Personal Factors）
　：ICF では分類が無い

出所：World Health Organization."ICF:International Classification of Functioning, Disability and Health",WHO Geneva,2001 より丹羽作成

第2章　人間の福祉の全体性（＝ The universe of well-being）

図3：ICFの構成

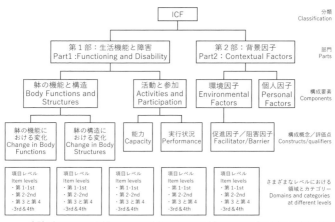

出所：Organization."ICF:International Classification of Functioning, Disability and Health", WHO Geneva,2001より丹羽作成

　図3を見ますと、個人の躰の構造・機能の障害・変調度をd1〜d9までに分類し、その詳細を1,500（後述）に分類しています。その背景因子は、環境因子と個人因子で構成されていますが、個人因子は「性別・人種・ライフスタイル・習慣等は個人の特性である」として詳細分類はしていません。

　しかし、個人の全体あるいは一部にさまざまな関与が考えられるため、ICFの構成要素間の相互作用には組まれています。

41

環境因子は、個人の健康状態とその生活をめぐる変動的な自然や社会的環境を e1 から e5 の5因子に分類しています。5因子は、個人との関係に基づいて、例えば道路の段差は、視覚に障害を持つ人には有効（促進因子）ですが、車椅子使用者には障害（阻害因子）となります。このように、個人の自律の困難や生活機能の自立の障害、活動や社会参加において、人により促進因子（＝Facilitator）と阻害因子（＝ Inhibitor）は異なっています。ICF のなかの「生活機能の自立（Independence）と自律は、図2の［ICF の全体図］のツールで測定します。

第2節
「WHO 憲章前文」：健康憲章

「健康憲章」と言われる「WHO 憲章前文」を掲載します。

　この憲章の当事国は、国際連合憲章に従い、次の諸原則がすべての人民の幸福と円満な関係と安全の基礎であることを宣言する。

第 2 章　人間の福祉の全体性（ = The universe of well-being）

　健康とは、完全な肉体的、精神的及び社会福祉の状態
であり、単に疾病又は病弱の存在しないことではない。

　到達しうる最高基準の健康を享有することは、人種、
宗教、政治的信念又は経済的若しくは社会的条件の差別
なしに万人の有する基本的権利の一つである。

　すべての人民の健康は、平和と安全を達成する基礎で
あり、個人と国家の完全な協力に依存する。

　ある国が健康の増進と保護を達成することは、すべて
の国に対して価値を有する。

　健康の増進と疾病特に伝染病の抑制が諸国間において
不均等に発達することは、共通の危険である。

　児童の健全な発育は、基本的重要性を有し、変化する
全般的環境の中で調和して生活する能力は、このような
発育に欠くことができないものである。

　医学的及び心理学的知識並びにこれに関係のある知識
の恩恵をすべての人民に及ぼすことは、健康の完全な達
成のために欠くことができないものである。

　公衆が精通した意見を持ち且つ積極的に協力すること
は、人民の健康を向上する上に最も重要である。

　各国政府は、自国民の健康に関して責任を有し、この

責任は、充分な保健的及び社会的措置を執ることによっ
てのみ果すことができる。

　これらの原則を受諾して、且つ、すべての人民の健康
を増進し及び保護するため相互に及び他の諸国と協力す
る目的で、締約国は、この憲章に同意し、且つ、ここに
国際連合憲章第57条の条項の範囲内の専門機関として
の世界保健機関を設立する。

となっています。

　日本がWHOの健康憲章で注意しなければならないこ
とは、The　World　Health　Organizationを世界保健機
関と訳されていることです。Healthを「保健」と訳して
いる辞書はありません。国語辞典で「保健」はあります
が、英語でHealthとは書いていません。したがって、世
界健康機関に変更することが問われていると言えます。

　保健所はヘルスセンターと訳しますと日本では誤解を
生じます。保健所は健康予防や感染症予防を含めて衛生
面も主要な業務で遂行していますので「保健所」の名を
使うのが良いでしょう。

第 3 章

ICF に基づく
健康福祉の個人の
躰の構造・機能の障害・
変調度の測定

第1節

ICF における健康福祉領域

　WHO の健康憲章を意識して、もう一度確認のために、図2（第2章第1節）の ICF の全体図である健康状態（障害または変調）を視てみましょう。

　ICF は、人間の福祉の全体性を①福祉の健康領域と②福祉の他の領域（教育・雇用・環境・その他）にとらえて、アルファベットと数字の組み合わせによって 1,500 項目に分類し、幅広い分野の人びとが利用できる世界共通用語と実用的なシステムの測定用語を提供し、国際的に用いることになりました。

　2001 年に成立した ICF は、WHO 加盟国に 6 項目の年次報告を課しました。しかし日本は、2000 年に介護保険法が開始され、6 課題項目の内 5 項目が入っていたため、後日、第一項目の『痛み』を第一項目に「痛み」として入れて報告しています。

　しかし実は日本の 0 歳から 39 歳までは、WHO への 6 課題報告に含まれていません。一人ひとりの健康度を測定する ICF の 1,500 項目が、この年齢層には適用されて

46

いないのです。介護保険法が、40歳以上の条件つき対象者用であるためですが、そのような状態が特に問題視されていないのには他にも理由がいくつか考えられます。

　まず日本は、国民全員が公的医療保険で保障されています。乳児から高齢者まで、保険証があれば、いつでも自由にどの医療機関でも公的保険を使った医療を受けられます。負担の少ない医療費で高度な医療が受けられる場合もあり、日本の医療保険制度は、国際的に高い評価を受けています。

　また日本の教育システムには、誰でも一定の学力を身につける機会があり、集団行動や協調性を学べるカリキュラムもあることから、各国から注目されています。

　つまり国際社会の中での日本のイメージは、「医療や教育のシステムが非常に充実した国」なのです。そのため日本の0歳から39歳までが、WHOへの6課題報告に含まれていないことは、特に問題視されていないのが現状です。

　しかし、子どもが受けられる教育のレベルや健康管理は、親の経済力などによって大きな差があります。そして不登校やひきこもり、若年者の自殺も増加し、深刻な

社会問題になっています。さらに「共助」や「公助」を受けずに育った子どもたちが親になれば、きちんとした子育てができず、負の連鎖が続くことになるでしょう。これらは0歳から39歳までの健康状態がつかみにくいことで、医療や福祉の介入が遅れ、施策も後手後手に回っていることと深い関係があります。

　ICFは、躰を持つ個人と社会の相互作用である視点に立って、「健康を構成する要素」を1,500項目に分類しています。例えば、これらの項目を調べますと、私個人も加齢による躰の機能低下を自覚することができますし、経済的自立が困難な健康状態である学生が大勢いることや、認知症が高齢の人ばかりではなく若い人にも多いことにも気づきます。

　そしてICFは、「障害」とは、「人と物的環境及び社会的環境との間の相互関係の結果生じる多次元の現象」としています。まさに「No One's Perfect」（乙武洋匡著『五体不満足』英文版）のICFです。

　一高齢者として、ICFを学び続ければ、いつかお世話になる際に役立ち、脳の活性化（認知症防止）になります。さらに、人生の先輩として「Think globally、Act locally」の視点で広く後輩に ICF を伝えることも含めて、社会の福祉化に役立ちます。We can change！ Let's start！ です。

　一人ひとりの健康は、躰の生理的・心理的機能や構造的機能の問題に加えて、社会生活（＝ Life situation）との関わりの参加・活動と環境因子を対等に評価して健康を捉えていることです。

　ICF における健康福祉領域の全体像は「図 3 ICF の構成」の通りです。

生活機能（Functioning）

躰（Body ＝心身機能・構造）、活動、参加のすべてを含む用語。

障害（Disability）

機能障害（構造障害を含む）、活動制限、参加制約のすべてを含む用語。

出　所：World Health Organaization．"ICF:International Classification of Functioning、Disability and Health",WHO Geneva.2001 より丹羽作成

健康システムのために提唱する ICF データ必須項目
は、巻末の表にして 1,500 に分類しております。

第 2 節
躰の精神機能の領域

「躰の精神機能」の領域は、b1 に「全般的精神機能」と
して 1. 意識機能（＝ 6 項目） 2. 見当識機能（＝ 6 項目）
3. 知的機能（＝ 1 項目） 4. 全般的な心理社会的機能（＝
1 項目） 5. 気質と人格の機能（＝ 11 項目） 6. 活力と欲
動の機能（＝ 6 項目） 7. 睡眠機能（＝ 8 項目） 8. その
他の特定の及び詳細不明の全般的機能（＝ 1 項目）の 8
種目に分類し、各種目を各項目に分類し、項目毎に、具
体例の説明をして、コード番号を付けています。

さらに、「躰の精神機能の領域」は、b1 に「個別的精
神機能」に 14 種目として 9. 注意機能（＝ 7 項目） 10. 記
憶機能（＝ 6 項目） 11. 精神運動機能（＝ 5 項目） 12. 情
動機能（＝ 6 項目） 13. 知覚機能（＝ 9 項目） 14. 思考
機能（＝ 7 項目） 15. 高次認知機能（＝ 10 項目） 16. 言
語に関する精神機能（＝ 6 項目の 2 の【言語受容】は

1.2.3.4.5 に分類、3 の【言語表出】は 1.2.3.4.5 に分類）17. 計算機能（＝ 5 項目）　18. 複雑な運動を順序立てて行う精神機能（＝ 1 項目）　19. 自己と時間の経験の機能（＝ 6 項目）　20. その他の特定の及び詳細不明の個別的精神機能　21. その他の特定の精神機能　22. 詳細不明の精神機能　に分類し、20.21.22 以外は、項目毎に具体例の説明をして、コード番号を付けています。

第 3 節
活動・参加の領域

　d1.「学習と知識の応用度」の領域は 3 種目として、1. 目的を持った感覚的な経験(＝ 3 項目と 3 の感覚はア・イ・ウに分類)　2. 基礎的学習（＝ 6 項目と 6 の技能はア・イに分類）　3. 知識の応用（＝ 7 項目と 6 の問題解決力はア・イに分類）を各項目に応じて具体例を示しています。

　d2.「日課の遂行度（ストレス対処を含む）」の領域は 4 種目に、4. 単一の日課の遂行（＝ 1. 単一課題の遂行はア・イ・ウ・エに分類）　5. 複数の日課の遂行（＝複数課

題の遂行はア・イ・ウ・エに分類）　6.日課の管理（＝日課の遂行はア・イ・ウに分類）　7.ストレス・危機的状況の対処（＝対処はア・イ・ウに分類）を各項目に応じて具体例を示しています。

　d3.「コミュニケーション度」の領域は3種目に、8.受容力（＝4項目の2の非言語的メッセージはア・イ・ウに分類）　9.表現力（＝4項目の2の非言語的メッセージはア・イ・ウに分類）　10.会話とコミュニケーション用具・技法の利用（＝3項目の1.会話はア・イ・ウ・エ・オに分類、2.のディスカッションはア・イに分類、3.用具・技法の利用はア・イ・ウに分類）を各項目に応じて具体例を示しています。

　d4.「運動・移動度」の領域は4種目に、11.姿勢の変換と保持（＝3項目の1の基本的姿勢の変換はア・イ・ウ・エ・オ・カ・キに分類、2の姿勢の保持はア・イ・ウ・エ・オ・カに分類、3の移乗はア・イに分類）　12.手足による運搬・移動・操作（＝4項目の1の運搬・移動はア・イ・ウ・エ・オ・カに分類、2の移動はア・イに分類、3の細やかな手の操作はア・イ・ウ・エに分類、4の手と腕の操作はア・イ・ウ・エ・オ・カに分類）、13.歩

行と移動（＝ 4 項目の 1 の歩行はア・イ・ウ・エに分類、
2 の移動はア・イ・ウ・エ・オに分類、3 の生活圏での
移動はア・イ・ウに分類） 14. 交通機関・手段を利用し
た移動（＝ 3 項目の 1 の移動手段はア・イ・ウに分類、
2 の操作方法はア・イ・ウに分類）を各項目に応じて具
体例を示しています。

　d5.「セルフケア度」の領域は 15. セルフケア（健康管
理を含む）1 種目だけに 7 項目あり、15 － 1 の躰を洗う
はア・イ・ウに分類、15 － 2 の躰の手入れはア・イ・ウ・
エ・オに分類、15 － 3 の排泄はアの排尿の管理とイの排
便の管理は、具体例に調整し適切に行うための 8 点にし
て表示しています。ウの生理のケアはケアを適切に行う
ため 5 点にして表示しています。15 － 4 の適切な衣類の
選択・着脱はア・イ・ウ・エの項目に具体例を示してい
ます。15 － 5 の食べることは具体例で 5 点に分けて示し
ています。15 － 6 飲むことは具体例に 4 点に分けて示し
ています。15 － 7 健康管理はア・イ・ウの項目に分けて
具体例を示しています。

　d6.「家庭生活度」の領域は 3 種目に、16. 生活必需品
の確保の種目は 2 項目に 16 － 1 の住まいの確保はア・

イ・ウに分類して具体例を示しています。16 − 2 の日常
必需品とサービスの入手はア・イに分類して具体例を示
しています。17. 家事の種目は 2 項目の 17 − 1 調理はア・
イに分類して具体例を示しています。

17 − 2 調理以外はア・イ・ウ・エ・オ・カに分類して
具体例を示しています。18. 家事管理と家族・他人への
ボランタリー支援の種目は 2 項目の 18 − 1 家庭用品の
管理はア・イ・ウ・エ・オ・カ・キに分類して具体例を
示し、18 − 2 ボランタリー支援もア・イ・ウ・エ・オ・
カに分類して具体例を示しています。

d7.「対人関係度」の領域は 2 種目に、19. 基本的な対
人関係と行動の種目は 2 項目に、19 − 1 基本的な行動は
ア・イ・ウ・エ・オ・カに分類して具体例を示し、19 −
2 対人関係の方法はア・イ・ウ・エ・オに分類して具体
例を示しています。20. 公的・私的な対人関係は 5 項目
を示しています。

d8.「労働・教育・経済等の自立度」は、教育、仕事と
雇用に携わり、経済的な取引を行うために必要とされる
課題や行為に従事したり、遂行することを扱っています。

1 教育（d810 ～ d839）

d810 非公式な教育

d815 就学前教育

d820 学校教育

d825 職業訓練

d830 高等教育

d839 その他の特定の、および詳細不明の、教育

2 仕事と雇用（d840 ～ d859）

d840 見習研修（職業準備）

d845 仕事の獲得・維持・終了

d850 報酬を伴う仕事

被雇用者や自営業者が含まれる。

d855 無報酬の仕事

例えばボランティア、奉仕労働、コミュニティや宗教団体での無報酬の労働。

d859 その他の特定の、および詳細不明の、仕事と雇用

3 経済生活（d860 ～ d879）

d860 基本的な経済的取引

単純な経済的取引のあらゆる形態へ従事すること。例えば物物交換、物品やサービスの交換。

d865　複雑な経済的取引

　　資本や資産の交換、利益や経済的価値の創出など。

　　例えばビジネス、設備を買うこと、商品の売買。

d870　経済的自立

　d8700　個人の資産

　d8701　経済上の公的な資格・権利

　d8708　その他の特定の経済的自給

　d8709　詳細不明な経済的自給

d879　その他の特定の、および詳細不明の、経済生活

d898　その他の特定の主要な生活領域

d899　詳細不明の主要な生活領域

d9.「社会参加度」は、家族外での組織化された社会的営み、コミュニティライフ、社会生活や市民生活の種々の分野に従事するのに必要な行為や課題を扱っています。

　d910　コミュニティライフ

　d920　レクリエーションとレジャー

　　d9200　遊び

　　d9201　スポーツ

d9202　芸術と文化

d9203　工芸

d9204　趣味

d9205　社交

d9208　その他特定の、レクリエーションとレジャー

d9209　詳細不明の、レクリエーションとレジャー

d930　宗教とスピリチュアリティ

　　自己実現のため、宗教的またはスピリチュアルな活動、組織化・儀礼に関与すること。例えば、教会、寺院、モスク、シナゴーグへの出席。祈り、詠唱、精神的瞑想。

d9300　宗教団体

d9301　スピリチュアリティ

d9308　その他特定の、宗教とスピリチュアリティ

d9309　詳細不明の、宗教とスピリチュアリティ

d940　人権

　　国家的かつ国際的に認められ、人間であれば誰もが与えられる権利の享受。例えば、世界人権宣言（1948年）や国連・障害者の機会均等化に関する標準規則（1993年）によって認められた人権、自己決

定や自律の権利、自分の運命を管理する権利の享受。

d950　政治活動と市民権

　市民として、社会的、政治的、統治的活動に関与すること。市民として、合法的な地位を有し、その役割と関連した権利、保護、特権、義務を享受すること。

d998　その他の特定のコミュニティライフ・社会生活・市民生活

d999　詳細不明の、コミュニティライフ・社会生活・市民生活

第4節
背景因子としての環境因子

　前述の図3（第2章第1節参照）のように、個人が生活する際の背景因子は、環境因子と個人因子で構成されています。個人因子は、性別、ライフスタイル、習慣等が、個人の持つ特性であるため詳細分類をしていません。しかし、個人の全体あるいは一部にさまざま関与が考えられるため、ICFの構成要素間の相互作用には組まれて

います。

　環境因子は、個人の健康状態とその生活をめぐる変動的な自然や社会的環境を5因子に分類しています。

　5因子を個人との関係で視てみますと、例えば、道路の段差は、視覚に障害を持つ人には有効（促進因子）ですが、車椅子使用者には障害（阻害因子）となります。

　このように、個人の自律の困難や生活機能の障害、活動や社会参加において、人により促進因子（ファシリテーター）や阻害因子（バリアー）は、異なっています。

（1）生産用具とテクノロジー

「ISO（国際標準化機構）9999の定義（障害を持つ人のためのテクニカル分類、第2版）を尊重し、障害を持つ人の生活機能の拡充を支援するあらゆる生産用具（福祉用具）とテクノロジーである」としています。

（2）自然環境と人間がもたらした環境の変化

「自然と人間によって変えられた環境、例えば、地形・水域、空気の質、人口・住民、植物や動物、気候や自然・人的災害、光や音や振動などである」としています。

(3) 支援と関係

　日常の活動場面において、人間（家族・隣人・友人・ボランティア・専門家など）や動物が、支援や介護をする社会関係を指し、身体的・情緒的・心理的な支援の質量を表します。

(4) 態度

　(3) の支援と関係に応じて、習慣・慣行、イデオロギー、価値観、規範、事実に関する信念や宗教的信念によって表れる態度です。価値や信念はその人の態度の背景にある推進力と考えられるからです。

(5) サービス・制度・政策

　①サービスは、個人のニーズを満たすため、地区、市町村都道府県、国、国際レベルにおいて、公的、私的、任意的（ボランティア）個人、雇用主、団体、組織、機関、政府などによって利益を提供するものです。

　②制度は、社会のさまざまな部門で、サービスやプログラム、その他の基盤整備的活動を組織するために、地方自治体、政府、国際機関や公認された権限ある機関に

よって制定された行政的統制と監督機構です。

　③政策は、地区、市町村、都道府県、国、国際的な各レベルにおける行政機関や公認された機関により制定された規則、規制、基準です。そして、社会のあらゆる部門で、サービスやプログラム、その他の活動を組織し、統制し、監督する制度です。

　背景因子としての環境因子を理解するには、「（個人因子を持った）本人以外は、すべて環境である」ととらえると、より深く理解することができます。

第 4 章

日本における
一人ひとりの
活動・参加の測定方法

第1節
年代毎の10事例

　ICFは、一人ひとりの生活機能の自立領域（＝domain）を9項目に分類しています。これを日本の健康福祉に活用できるように、ドメイン項目の詳細1,500項目を調査項目として測定用に図表化して巻末の凡例iv〜xiiiに掲示しました。

　ご協力いただいた10事例は、名古屋市（人口約232万人）にある、「来る人拒まず、去る人追わず」の方針のもとに運営しているボランティア活動団体の利用者の方々です。この団体は複数の当番が笑顔で迎えて対応する、ほっとする居場所です。当番日に訪れる方との交流から、ご本人の了解と協力をいただいた0才から65才までの方を調査しました。家庭生活は実際に見せていただき、巻末の凡例iiの表2を使って達成度を出します。

　年代毎の10事例を紹介しましょう。

（1）ICFの活動・参加の達成度表　10カ月女児：母と

	達成度
d1　学習と知識の応用度	28.5
d2　日課の遂行度（ストレス対処を含む）	6.4
d3　コミュニケーション度	37.7
d4　運動・移動度	25.8
d5　セルフケア度	5
d6　家庭生活度	5
d7　対人関係度	16.2
d8　労働・教育・経済等の自立度	6.2
d9　社会参加度	8.1

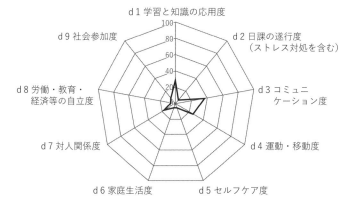

出所：World Health Organization, "ICF；International Classification of Functioning, Disability and Health", WHO, Geneva, 2001．より丹羽作成

　2世帯住宅の一軒家に住む。2階に祖父母、1階に公務員の父、主婦の母、3歳の兄。夕食は1階で全員で。和室のテーブルを回って歩くことと父母が交代で寝る前に読む絵本が大好きで、離乳食は何でも食べる。

（2） ICFの活動・参加の達成度表　3歳男児：母と

		達成度
ｄ１	学習と知識の応用度	41.3
ｄ２	日課の遂行度（ストレス対処を含む）	24
ｄ３	コミュニケーション度	35.5
ｄ４	運動・移動度	55.8
ｄ５	セルフケア度	57.1
ｄ６	家庭生活度	8.1
ｄ７	対人関係度	27
ｄ８	労働・教育・経済等の自立度	10.3
ｄ９	社会参加度	15.4

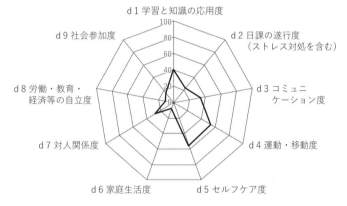

出所：World Health Organization, "ICF；International Classification of Functioning, Disability and Health", WHO, Geneva, 2001. より丹羽作成

（1）の兄。幼稚園へ行き、妹の面倒をよく見て遊ぶ。走るのが好きで父の休みはいつも公園で遊び、元気な子である。

（3）ICFの活動・参加の達成度　6歳男児：就学時

		達成度
d1	学習と知識の応用度	36.5
d2	日課の遂行度（ストレス対処を含む）	27.9
d3	コミュニケーション度	20.7
d4	運動・移動度	26.1
d5	セルフケア度	69.5
d6	家庭生活度	13.5
d7	対人関係度	34.1
d8	労働・教育・経済等の自立度	12.6
d9	社会参加度	18.8

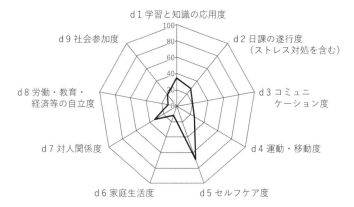

出所：World Health Organization, "ICF；International Classification of Functioning, Disability and Health", WHO, Geneva, 2001. より丹羽作成

　両親や近隣の人との関係から学ぼうと懸命である。近所の友人や先輩から学ぶことも多い。

(4) ICFの活動・参加の達成度表　10歳女児

		達成度
d1	学習と知識の応用度	68.8
d2	日課の遂行度(ストレス対処を含む)	66.1
d3	コミュニケーション度	63.2
d4	運動・移動度	68.2
d5	セルフケア度	87.9
d6	家庭生活度	12.3
d7	対人関係度	47
d8	労働・教育・経済等の自立度	25.6
d9	社会参加度	25.8

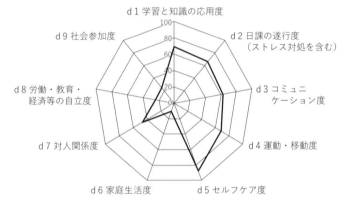

出所：World Health Organization, "ICF ; International Classification of Functioning, Disability and Health", WHO, Geneva, 2001. より丹羽作成

　市営住宅1階にスーパー店員で不規則勤務の母と小学1年の弟の3人家族。しっかり者で弟の面倒見もよいが、時々母と口論になる。

（5）ICFの活動・参加の達成度表　15歳女性

	達成度
d1　学習と知識の応用度	62
d2　日課の遂行度（ストレス対処を含む）	62.6
d3　コミュニケーション度	42
d4　運動・移動度	74.2
d5　セルフケア度	92.6
d6　家庭生活度	48.3
d7　対人関係度	50
d8　労働・教育・経済等の自立度	31.5
d9　社会参加度	15.4

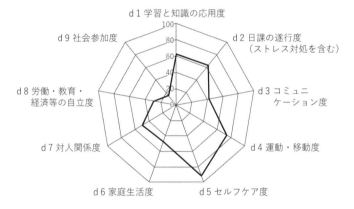

出所：World Health Organization, "ICF；International Classification of Functioning, Disability and Health", WHO, Geneva, 2001. より丹羽作成

　マンション3階に。共働きの父母、小学5年生の弟と4人家族。公立高等学校を目指し受験勉強中。内気で清潔好きで風呂や部屋の掃除はまめである。

(6) ICFの活動・参加の達成度表　18歳男性

		達成度
d1	学習と知識の応用度	86
d2	日課の遂行度(ストレス対処を含む)	88.6
d3	コミュニケーション度	72.3
d4	運動・移動度	89.9
d5	セルフケア度	93.8
d6	家庭生活度	38.5
d7	対人関係度	58.3
d8	労働・教育・経済等の自立度	35.3
d9	社会参加度	43.5

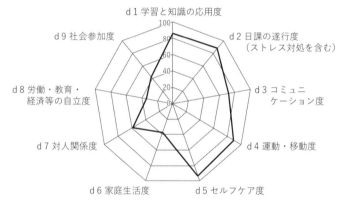

出所：World Health Organization, "ICF；International Classification of Functioning, Disability and Health", WHO, Geneva, 2001. より丹羽作成

マンション5階に共働きの父母と3人家族。バドミントンの選手でバドミントンの盛んな大学をめざして受験勉強中。

(7) ICFの活動・参加の達成度表　22歳女性

	達成度
d1　学習と知識の応用度	86
d2　日課の遂行度（ストレス対処を含む）	91.8
d3　コミュニケーション度	83
d4　運動・移動度	92.7
d5　セルフケア度	95
d6　家庭生活度	71
d7　対人関係度	76.7
d8　労働・教育・経済等の自立度	65.9
d9　社会参加度	50

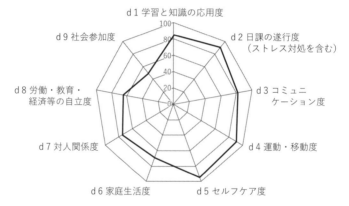

出所：World Health Organization, "ICF ; International Classification of Functioning, Disability and Health", WHO, Geneva, 2001. より丹羽作成

　大手企業勤務。一人暮らし。たっぷり朝ごはんを食べ弁当持参。趣味のテニスは毎週会員制のクラブで。旅行好きで、連休は北海道や九州へ。

(8) ICFの活動・参加の達成度表　30歳女性：育休中

		達成度
ｄ１	学習と知識の応用度	86
ｄ２	日課の遂行度（ストレス対処を含む）	78.9
ｄ３	コミュニケーション度	72.5
ｄ４	運動・移動度	89.9
ｄ５	セルフケア度	93.8
ｄ６	家庭生活度	81.2
ｄ７	対人関係度	91.7
ｄ８	労働・教育・経済等の自立度	31.5
ｄ９	社会参加度	59.2

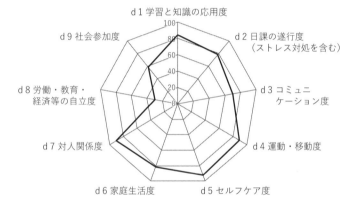

出所：World Health Organization, "ICF；International Classification of Functioning, Disability and Health", WHO, Geneva, 2001. より丹羽作成

マンション３階に初産(女児)で育休中。同じマンションの乳児・保育園児等の母親たちから学びながら順調に育児中。夫も早寝早起きしてしっかり朝食をとり、休日には一緒に買い物に行き助け合って育児中。

第4章 日本における一人ひとりの活動・参加の測定方法

（9）ICFの活動・参加の達成度表　40歳男性

		達成度
d1	学習と知識の応用度	90.5
d2	日課の遂行度（ストレス対処を含む）	88.6
d3	コミュニケーション度	79.5
d4	運動・移動度	89.9
d5	セルフケア度	93.8
d6	家庭生活度	61.2
d7	対人関係度	83.3
d8	労働・教育・経済等の自立度	44.4
d9	社会参加度	60.4

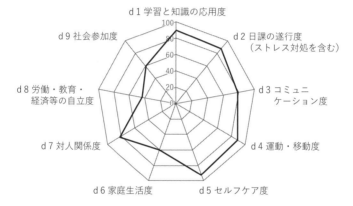

出所：World Health Organization, "ICF；International Classification of Functioning, Disability and Health", WHO, Geneva, 2001. より丹羽作成

　一軒家に住む。小学3年生と2歳の子、夫婦共働き。毎晩子に絵本を読み聞かせ、休日の公園遊びを欠かさない。家のローンを返済中。毎朝ご飯を頂き1日の計画を伝え合って出かける。

(10) ICF の活動・参加の達成度表　65 歳男性

		達成度
d1	学習と知識の応用度	79.3
d2	日課の遂行度(ストレス対処を含む)	82.1
d3	コミュニケーション度	70.5
d4	運動・移動度	84.2
d5	セルフケア度	85.5
d6	家庭生活度	56.9
d7	対人関係度	86.7
d8	労働・教育・経済等の自立度	39.4
d9	社会参加度	43.1

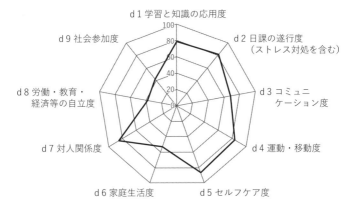

出所：World Health Organization, "ICF ; International Classification of Functioning, Disability and Health", WHO, Geneva, 2001．より丹羽作成

　市営住宅にパートタイマーの妻と 2 人暮らし。定年後も週 5 日勤務を継続。趣味は魚釣り。家事は苦手であるが、どちらが先に逝くか分からないので、最近は休日の買い物やカレーなど簡単な食事作りはするようにし始めた。

10 事例は大都市の生活者お一人ひとりの生活機能の自立度の調査結果です。乳児・幼児は順調な発達です。15 才から 65 才の方の共通点は、d5 セルフケア度と d4 運動・移動度が高く、年代が高くなるほど d1 学習と知識の応用度や d7 対人関係度が高くなる傾向があります。

　そして、d6 家庭生活度に男女差があります。65 才で定年を迎えた男性は夫婦のどちらかが一人になっても食事が作れるように教えてもらっている、という感想がありました。家庭生活でも男女対等の日本になりますように。

第5章

日本のライフサイクルにおける健康福祉

第1節

受生時から細胞の健康度を育む両親と周りの環境

　日本では、多くの子どもたちが親や親族、公的団体等の支援で職業訓練や高等教育を受け、労働者になっていきます。しかし基本的には、15歳から就労に入り、労働人口の98％が賃金労働者です。社会保障は、生活保護法以外は社会保険制度のため、長寿日本のなかで、健やかに100歳まで生きるには、10代から100年の健康な生活設計計画を年々立て直しながら、健やかに加齢していくことが重要です。そして看護の視点から病気を識別すれば、ライフサイクルにおける健康障害は図1（P81）の通りです。病気は日々の暮らし方の結果として現れますので、健康障害は、発達段階によって現れやすい病気のタイプがあり、生活リズムの歪みや食事・睡眠・運動と労働・ストレスの軽減の、どこの何が問題であり、細胞の作り変えには何を修正するかを考えて、専門家のアドヴァイスを受けながら修正することが必須となります。

　結婚や同棲によって父母を目指す男女は、お互いに協働作業の家事・家政を実行し、日々、世界共通語である

「感謝・出会い・別れ・謝罪」と加えて「労い」の挨拶の実行、そして「ホウ・レン・ソウ（＝報告・連絡・相談)」の実行を確実に遂行できるよう話し合いをして実行しましょう。

　父母となる前に図２のように、発達に合わせた環境づくりに心して、自然的条件と社会的条件は将来を考えた住居の確保が重要です。例えば、お互いの職場の中間点で交通の便が良く、災害の恐れを含む地形を考えた日当たりの良い環境を選ぶ必要があります。

　ついで婚姻届を提出したら、生活リズムと生体リズムが合致するように、早寝・早起き・たっぷり朝ご飯の実行と朝ご飯後に「一家団欒の時間」を設けて、お互いの１日のスケジュールを話し合いで確認し、別れの挨拶を交わして、それぞれのスケジュールに向かいます。

　母親が妊娠し公的機関に届けたら「親子健康手帳」に日々記録します。父親は、母親の妊娠届後、直ちに職場に妊娠届を提出し１年間（＝ 365 日）は、定時帰宅証明書と家族手当の支給を受けて定時に帰宅します。そして、帰宅途中、夕食と明日の食事の買い物をして帰り、迎える妻のお腹に「ただ今、お父さん帰ったよ。今から夕食

作るからね」と挨拶をして、家事・家政の分担を実行します。早寝・早起き・たっぷり朝ご飯の実行をしながら、つねにお腹の胎児に語りかけましょう。

　ことに、胎児の脳の発達に、糖質、脂質、たんぱく質のほか、ビタミン、ミネラルをバランスよく摂ることが大切です。中でも脂質が重要です。理由は、胎児の脳は水分と60％の脂質で出来ていますので、精神機能と生理機能の発達は、父と母の健康状態と父の精子と母の卵子の結合による受生から成長発達には母体の脂質摂取が必須で重要であり、日々の営みが成長に影響しています。

　その際、脳のなかの記憶に関係する「海馬」では、神経を創るタネの細胞（神経幹細胞）の増殖に、ARA（＝アラキドン酸）脂質の摂取が重要です（図3「神経新生の様態（模式図）」参照）。マウス実験が進み、記憶に関係する「海馬」の神経細胞の増殖にDHA（＝ドコサヘキサエン酸）とARAが脳の発達や新生を促す脂質として注目されています。胎児の脂質として摂取されると胎児期の4週目に神経管が作られ始め、34週かけて形成されます。生後も神経細胞が増えていくので、この間、母体から胎児に、DHAとARAをはじめとした脂質を出来る

だけ母乳で与え続ける事が大切と指摘されています。

　胎児が出産までに、両親である父親と母親の認知と日本語が母国語であることの認知ができる会話をできるだけ多く持つようにして、胎児に安心感と生命維持の確立を与えましょう。

　とりわけ両親は、朝5時から6時の起床と近くの公園かベランダか庭でラジオ体操を実行して習慣化し継続しますと、出産後の幼児は真似て行動するようになります。

図1：ライフサイクルでの健康被害

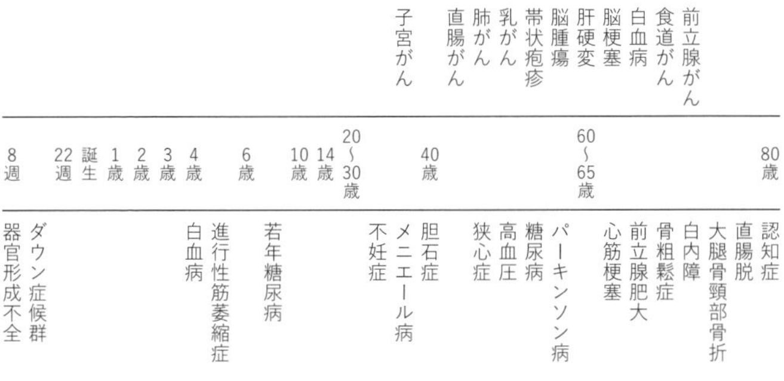

上段（疾患）：子宮がん　直腸がん　肺がん　乳がん　帯状疱疹　脳腫瘍　肝硬変　脳梗塞　白血病　食道がん　前立腺がん

時間軸：8週　22週　誕生　1歳　2歳　3歳　4歳　6歳　10歳　14歳　20〜30歳　40歳　60〜65歳　80歳

下段（疾患）：器官形成不全　ダウン症候群　白血病　進行性筋萎縮症　若年糖尿病　不妊症　メニエール病　胆石症　狭心症　高血圧　糖尿病　パーキンソン病　心筋梗塞　前立腺肥大　骨粗鬆症　白内障　大腿骨頸部骨折　直腸脱　認知症

専門医受診やソーシャルワーカーとの連携が必要。中高年の健康障害の多くは生活習慣を正しくすることが重要である。

薄井坦子著「ナースが視る病気」p14-15　講談社　2002年などより丹羽作成

図2：小児の発達に合わせた環境づくり

小児の発達	握った手をしゃぶる	おもちゃを持って遊ぶ	呼ばれると反応し返っていく	つかまり立ちができる	歩き始める	さじを持って食べようとする	おむつが取れ始める	着替えができる	でんぐり返りができる	小さい子の面倒を見る
	2カ月	4カ月	7〜8カ月	9〜10カ月	1歳	1歳〜1歳3カ月	2歳	3歳	4歳	6歳
大人の環境づくり	柔らかく温かい感触や笑顔の声掛け	子どもの興味をすくい上げて見守る	いつも笑顔で対応してほめて抱っこ	段差や階段は注意深く声をかける	名前を呼んでほめる	スープなど温度に気を付け飲んだらほめる	「ちゃん」から「さん」へ呼び方を変える	脱いだ衣類は洗濯かごへ入れるよう促す	注意深く見守ってほめる	日常生活の自立を手助け

薄井坦子著「看護のための人間論 ナースが視る人体」p16 講談社 1998年などより丹羽作成

図3：神経新生の様態（模式図）

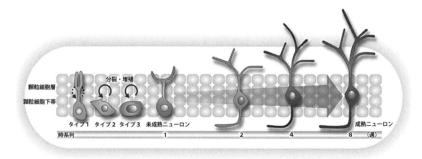

出典：宮川剛、大隅典子「海馬ニューロン新生：解き明かされる脳のダイナミズム―特集にあたって」
『Medical Bio』2009年3月号（発行：オーム社、アートワーク：マブチデザインオフィス）より引用

第2節

受生時から出産・成長発達過程の
二分の一成人式（10歳）までの時期

　健康福祉は、各地域に「健康福祉ステーション」（＝後述）を創り、結婚と妊娠から「訪問支援」を実行します。父親は、労働先の企業へ妻の妊娠届から1年間（＝365日）まで、「定時帰宅」書類を提出し承諾を得ます。企業と健康福祉で「家族手当」を設けて保障するのが必須になります。

　父の精子と母の卵子が結合し妊娠成立から出産までを慎重にお互いが労わり合って、一つ一つの細胞核にある染色体の両端のテロメアにある 1.食事（＝人を良くする事。妊娠を願う母が父と交際時から必須脂肪酸を多く摂取する） 2.睡眠（＝脳は睡眠中に眠る臓器と不眠不休で働く臓器があって、生体リズムに応じた睡眠を十分とる必要があり、早寝・早起き・たっぷり朝食を欲している） 3.運動・労働（＝朝日を浴びて運動をしてセロトニンを創る） 4.ストレスを減らす、の4つの働きを規則正しく実行して老化を遅らせることが重要です。

図3は大隅教授らが発表した脳の海馬での「神経新生の様態（模式図）」です。時系列に視ますと、受生時から、神経幹細胞から前駆細胞が分裂・増殖して未成熟の神経細胞（妊娠1週目）を創り2週⇨4週目に神経管が作られ⇨8週目で成熟した神経細胞に成長するため、胎児・乳児に重要なのは脂質（ARA＝アラキドン酸：豚・鶏・牛レバーや卵、DHA＝ドコサヘキサエン酸：魚類）であり、両者は母乳からも摂取できますので、乳児になっても重要な必須脂肪酸として母親が摂取し、母乳から与えることが重要と指摘されています。

　毎朝、母が起床時に「基礎体温計」で体温を測って記入を継続します。妊娠をしていない時は「二相性（＝月経から排卵期は低温、排卵から2週間ぐらいは高温）」です。そして高温期が3週間以上続けば「妊娠」と考え、産婦人科を受診しましょう。

　妊娠は、母の排卵が最終月経初日から2週間後と仮定して、7-12日後に受精卵が子宮内膜に着床して初めて成立します。そのため、妊娠3週間でようやく妊娠が成立するため、月経周期の規則的な人は、予定日が1週間以上遅れたら、妊娠の可能性を考えて産婦人科受診をし

ましょう。胃のムカムカやお腹や腰の張りや便秘になる
ような状態や乳頭がチクチク敏感になり、体が熱っぽく、
精神的にイラつく時の月経の遅れは、「つわり」の兆候の
ため「もしかしたら……」と妊娠を疑って産婦人科を受
診しましょう。

　妊娠超初期（妊娠２カ月：４週〜７週）：月経の遅れや
つわりの兆候は「もしかしたら？」の時期です。この時
期から胎児は一気に人の形成に成長していきます。妊娠
４週未満に飲んだ薬は先ず影響はありません。しかし、
妊娠判明後は、市販薬は出来るだけ飲まないようにしま
しょう。

　産婦人科受診で妊娠が決定したら「母子健康手帳」（要：
親子健康手帳に変更しましょう）を頂いて、説明を受け
ましょう。手帳の内容を自己判断はせず、自分が納得す
るまで説明を受けましょう。助産師さんと仲良くし、ア
ドヴァイスを気持ちよく頂くような良い関係をつくりま
しょう。

　そして、気をつけたい事は；

１）重金属の害：栄養のバランスが良い魚介類は、妊娠
　　中の母親の食事に必須です。しかし、注意しなければ

ならないのが、クジラ・クロマグロ・メカジキ・キンメダイ・ひじき等に含まれる重金属やダイオキシンの多い魚介類です。そのため、イワシやサバや鯛や乾燥ひじき等に替えて頂きましょう。

２）薬：風邪薬や便秘薬等は、かかりつけ医や産婦人科医に相談して飲みましょう。

３）ビタミン剤・ステロイド等の塗薬：自分で判断せず飲む前に、かかりつけ医や産婦人科医に相談し服用するか、塗り薬も確認して塗りましょう。

４）産婦人科で処方された薬：指示通りきちんと飲みましょう。

５）たばこ：父と母だけではなく、同居する家族みんなで禁煙をしましょう。喫煙は、ニコチンの影響で血管が収縮し、胎盤を流れる血液量が減るため、胎児の酸素や栄養が届きません。また、たばこの煙に含まれる一酸化炭素が血液中のヘモグロビンと結合すると、本来結合するはずの酸素と結合できなくなり、母子ともに低酸素状態になります。たばこは吸う人の主流煙より、副流煙の方が数倍以上の高い濃度の有害物質が含まれています。さらにニコチンやタールなど有害物質

も胎盤を通じて胎児に伝わり悪影響を及ぼします。したがってすべての同居者が禁煙して下さい。口寂しい時は、シュガーレスガムを噛むとか、深呼吸をしてお茶を飲むとかウオーキングで気を晴らすとか、気分転換をしましょう。

6）カフェイン：コーヒー・紅茶・緑茶の飲み過ぎにご用心。麦茶・ハーブティー・ドクダミブレンド茶等へ切り替えましょう。

7）アルコール：度数に関わらず禁酒です。

8）お勧めの本：初めての妊娠、出産新百科。

親よ！二つの諺に心して実践しましょう。

1．「健全なる精神は、健全なる肉体に宿る」

2．「桃栗3年柿8年、柚子のバカ者18年」を肝に銘じ、子一人ひとりの全面発達には、遅速の個人差があり、子の行動は、子と周りの環境の相互作用ですので、「育児は育自」と心得て励みます。

そして、「脳の発達ステップは3段階あって、1.0－5歳：脳の発達は右脳が優位のため右脳に働きかける。2.6－9歳：脳の発達の移行期間、右脳優位から左脳優位の

働きかけに変えていく。3.10歳から脳の発達は左脳が優位のため、左脳中心に脳全体に働きかける。そして、1. 楽しく我慢する回路　2. やればできると言う自身の回路　3. 楽しく挨拶する回路　4. 相手の立場で考える思いやりの回路　の４つの回路を形成すると良い」と鈴木昭平氏と篠浦伸禎脳神経外科医は書いています。

　３歳になれば、家事・家政の協働作業を日々実行することができますので、「役立つ喜び」を実感できるように手伝いをしてもらいましょう。休日は、買い物に行き、入り口で幼児にもかごを持たせ、買い物の内容、例えば、納豆のラベルを見せて「これを３つお願い」とか言うと探して買い物かごに入れますし、本屋ですと絵本を1000円までの本と指定しますと好きなものを選びレジに出しますと1200円ですと言われ、駄目とわかりまた戻して1000円までの本を買います。そうすれば、お金の価値もわかりますので興味深くなります。

　さらに料理の一番初めは、休日の洗濯・布団干し・掃除等の手伝いの他に、「今日はおやつを一緒に作りましょう」と説明し、一緒に手洗いと前掛けをします。おやつのホットケーキを作らせますと達成感の実感とおやつが

食べられますので一石二鳥です。台所の調理器の前に食卓の椅子を準備しておき、椅子の上に立たせて「火の熱いこと、火傷をしないように注意すること」を話しておきます。

　先に親がホットケーキを作るのを十分見てもらい、親が1枚のホットケーキを説明しながらお皿に乗せるまで手順を区切りながら焼いて見せます。次に子がフライパンに油をひいて熱する。混ぜたケーキの素を入れ、フタをして、焼けるのを待ち、裏返しを教えてじっと待つと膨らんで良い匂いがしたら火を止める。フライパンのフタを取り、お皿をフタの代わりに乗せて、フライパンを持ちあげればふっくらホットケーキの出来上がり。料理好きの第一歩になります。

　家庭は、社会生活における協働作業の「最初の学校」ということを親は認識して行動することが一番大事な責務です。

　親がお風呂やトイレの掃除をしている様子を見ていると、子どもは自分も手伝いたいと言い出すものですので、そのきっかけを逃さず、出来ることから手伝いをしてもらい、ほめて感謝をしましょう。毎晩寝る前に絵本をど

ちらかが交代で読むことも大切です。毎晩、同じ絵本を読み、発達に応じて少しずつ変えます。日曜日は、図書館へ行き、本人の興味のある絵本や発達に応じた絵本を借り出して毎晩読みましょう。そうすると子は寝る前に「本読んで」と求めます。そうすれば親も安心できます。

　親の行動を見習いますので、最初の学校である家庭生活を大事にして、玄関やトイレには一輪の花を飾って清潔感を出せば、子は真似て成長します。「この子は何に興味を持っているか」を立つ木を見守るように興味深く観察すれば、何にでも興味を持って質問してきます。

　幼児のうちから早期教育や小学校受験を考えている親もいますが、子の興味のある事を伸ばすことや休日には親が弁当を作り、一緒に近くの遊び場や公園や動物園・植物園・水族館等を見せて「何に興味のある子？」と考えます。「何でも食べる子」と「早寝・早起き・たっぷり朝ご飯を食べる子」にする事が健康な子になれる必須条件です。

第3節
子育て10カ条

　子が18歳で選挙権を得るまでに、生体リズムに基づいた生活リズムを獲得し、生活機能の自立と自律（＝自分自身の人生を考え・計画を設計し・修正し・追求する能力）のできる子またはチャレンジする子にする事が親の責務（＝責任と義務）です。

1．結婚したい男女は、性機能（＝男女和合でむつみ楽しむ）と生殖機能を分けて、話し合って行動します。生殖機能は、子の受生から親の責務が発生し、妊娠中は、子が両親の認知と母国語（＝日本語）を認知できるように、夫婦で胎児に声かけや語りかけをつねにして慈しみ育みます。健康福祉ステーション（＝後述）の訪問を受けて悩みや相談でアドヴァイスを受けて安心と安全を得て、胎児の安定をはかります。

2．出産時は夫が立ち会い、子の出生を夫婦の笑顔で迎え、3年間は、健康福祉ステーションの支援を受けます。

3．オムツ外しは、1〜2歳の初秋までに尿サイクルを

記録して、その時間前にトイレに座らせて排尿できたら喜びほめて、子どもは放尿と排便の快感を実感すると自覚を獲得します。オムツが取れるまでは「〇〇ちゃん」と呼び、取れてほめて喜びを味わったら「〇〇さん」と呼んで成長に区切りをつけましょう。

4．第1章第1節の図1「通常歩行のプロセス」を参考に、直立二足歩行の原則である直立で踵から地に着ける歩行を習慣にしましょう。加齢して原則ができていない人は転びやすく大腿骨骨折になりがちです。通常歩行のプロセスをしっかりできるように、成長発達に応じた歩行を完成させましょう。

5．入浴後の躰拭きは、陰部と両手・両足の指間と耳と臍を丁寧に拭くことを習慣化して、両下肢を並行に屈伸運動をして蟹股・X脚を防ぎましょう。

　3歳あるいは子によっては、親として認知するまで、親は笑顔とアイコンタクトやスキンシップに努め、この子は、何に興味があるのか、良く観察し見極めてほめて伸ばすことをしましょう。

6．3歳までに「言って良い言葉」「言って駄目な言葉」と「やって良いこと」と「やってはいけないこと」を

体得させ、子の生活機能の自立と自律の土台を育みましょう。

7．離乳食開始時から、例えば、手羽元＋網エビ＋すりごま＋野菜の白・黒・赤・緑・黄色を原則とした海草・穀類・野菜を入れてスープにしたスープ1口から与えると何でも食べる子になります。

8．子が両手足を使って姿勢を保ち、日中は良く歩き・動いて・健康な脳と腸（＝腸脳相関のため）を育みます。

9．人の好き嫌いをせず、いつも笑顔のオープンマインドで、誰にでも挨拶ができる子に育てましょう。

10．誰に対しても笑顔で世界共通の4基本用語（＝出会い・別れ・感謝・謝罪）の挨拶と労いの言葉ができる子に育みましょう。

両親に課した10カ条は、向こう三軒両隣はじめ町内一人ひとりと企業や行政機関に子が社会の一員として成育できるように協働する責務がありますので、共生きできる人を育みましょう。

第4節

ライフサイクルで遺伝性疾病や
自助の困難な健康状態で生きる時期

　2022年9月5日の新聞紙上に「難病患者に登録者証　利便性向上　対象100万人超　厚労省方針」と掲載され、大変便利になる！と期待しています。しかし、調整に時間がかかり、2024年に発行予定です。

指定難病

発病の仕組みが明らかでなく、治療法が確立していない長期療養が必要な病気で、国が難病法に基づき指定するもの。診断基準があり、患者数が人口の1000分の1程度を下回ることが指定条件。338疾病に上る。重症度が一定程度以上の場合、医療費助成の対象となる。

　2022年1月現在の指定難病者は、338特定疾病のある人です。2015（平成27）年1月から特定疾患の指定難病者に医療費助成が開始された時は1〜110特定疾病でした。2015年7月から111〜306特定疾病に、2017年4月

から307〜330特定疾病に、2018年4月は331特定疾病に、2019（令和元）年11月から332〜333特定疾病に、2021年11月から334〜338特定疾病になっています。疾患毎に用意されている臨床調査個人票が「診断書」になります。

　発病年齢によって症状も環境としての家庭状況や地域の関係によってさまざまです。さらに、難病指定の指定条件が人口の1000分の1程度を下回ること。したがって、対象者外の軽症者は把握されていません。しかし、日本難病・疾病団体協議会の辻邦夫常務理事は「従来は重症度次第で支援の対象から外れる人もいたが、登録者証により難病患者全体の利便性が高まるのはありがたい。官民のさまざまなサービスに使えるようにしてもらうほか、根本治療や重症化を防ぐ治療の開発促進も期待したい」と期待されています。

　1990年代の愛知県コロニー心身障害児施設に10年の勤務経験があり、重症心身障害児の医療棟を担当したことがあります。24時間目を離せない子どもたちは生きる事に真剣で、天気の良い日には、ベッド毎、病室の縁側

で二足関節までを素足で日光浴から始めて、次に膝関節まで、次は大腿骨までと日光浴の楽しさを味わうと、元気になり、車椅子に乗せて運動場に出ると大喜びで、大声を挙げ、足をバタバタして喜びを表現します。年一回の運動会には全員が車椅子で参加し、どんなに重度でも環境との調整をするサポーターがいれば、遅まきながら徐々に発達できることを確信しています。環境に適応させるサポーターが専門職として身近にいれば、どんな重度でも楽しみが味わえると実感しているので、専門職としてのサポーター養成の重要性を進展させて実現を願います。

第5節
義務教育期間はどのような障害のある子でも
居住地の小学校へ

地域の小学校が少子化のため合併し、廃止する方法が全国でとられています。新聞紙上で「2021年のこどもの日の前日の総務省発表によりますと、外国人を含む14歳以下の子どもの数は、前年より19万人少ない1493万人

で、40年連続で減少」と報じています。3歳毎の年齢層別では低年齢ほど少なく、12 − 14歳が324万人に対し0 − 2歳は265万人と出生数の減少を反映しているとのことです。

国連人口統計年鑑によりますと、人口4千万人以上の33カ国のうち最低です。それなのに全国の小学校の1クラスは、2025年までに35人にすると言っていますし、相変わらず「左脳中心の学歴主義教育」です。学科中心しかできないタテ社会教科の一教員が、35人の子どもを教えることは困難や無理が伴います。

脳の発達から見ますと、二分の一成人式と言われる10歳頃までは、右脳中心の教育が一番大事ですし、その後徐々に左脳も発達させて両脳が対等な発達をすることこそ重要、と脳科学者たちは述べています。

今日の教育システムは、子どもが生を受けた時から、生活機能の自立と自律を育むよりも知育中心教育であり、障害の子は、視覚・聴覚・知的・重症心身等のタテ割りの施設教育のため、低学年にまで広がっているひきこもりやいじめや自殺が深刻化し、大学では、「受験秀才」がはびこり、医師免許を取得しても、医師の適性ゼ

ロの人間が育っています。

「どのような障害があろうとも居住地の小学校へ入学するシステムに改めること」が、すべての子どもと社会を健康にする最良の方法です。

　それはすでに1967年、ベンクト・ニィリエが「ノーマライゼーションの原理」を出版し、日本では1998年9月に(注1)増補改訂版の訳編が出版されました。その内容は、以下のようになっています。

　1．1日のノーマルなリズム

　2．1週間のノーマルなリズム

　3．1年間のノーマルなリズム

　4．ライフサイクルにおけるノーマルは発達的経験

　5．ノーマルな個人の尊厳と自己決定権

　6．その文化におけるノーマルな性的関係

　7．その社会におけるノーマルな経済水準とそれを得る権利

　8．その地域におけるノーマルな環境形態と水準

　ノーマライゼーションの原理は、「文化によって、ノー

マルな生活のリズムや生活習慣、生活形態が『障害』を持つ人の発達や成熟、生活にどのように関連しているか。また、これらの形態が、適切な福祉プログラム、人間サービス、法律の指標としてどのように適用されているかである」と言っています。

したがって、小学校のクラスは15～20人前後にします。子ども同士が助け合い学び合いながら、一人ひとりの生活機能の自立を高め、共生き過程で"人間力（＝社会を構成し、運営するとともに、自律し、生活機能の自立した一人の人間として力強く生きていくための総合的な力)"が高まり成長していきます。

教師もまた、視覚障害・聴覚障害・知的障害・重症心身障害などのタテ社会学校から小学校に通学する障害児に応じて配置して勤務すれば、豊かな学校教育になり、各自の専門性を破棄して助け合い、学び合えば豊かな感性や人間力が高まり協調性や社会性が高まり、子どもの教育が豊かになっていきます。呼吸器を使う子どもが心配な親や専門員も授業に参加します。こうすることでより良くなるのは確実です。二分の一成人式を迎える５年生になれば、「13歳のハローワーク」を図書館で読み、自

分は何が好きで、何の仕事を選んで人生を歩み拓いていくのか。と自律の目覚めが始まり、中学校でより良く伸ばすことができます。

　中学校も居住地の子は居住地の学校を基本とし、20 人学級で生活機能の自立と自律を高める教育にして人生の歩む道が 3 年間で決められるように教え育みます。就業する子どもが就業しやすく、社会人として伸びていくには、何が必要か、を具体的に教えることが重要です。現実は、就業中に「中学卒だったから」と通信制の高等学校へ進学して卒業して、さらに大学へ行く人も多くいます。

　高等学校は全国一律の高等学校ではなく、地域における特色ある高等学校を育み、将来を目指して、自分の好きな高等学校に進学すれば、全国から目指す子どもが将来を目指して入学する高校になります。

　高等学校を 3 月に卒業したら、4 月から 8 月までは、将来、何を目指して就業し、前向きの姿勢で日々楽しく働くことができるのか、一人ひとりの自律のため、被災地や NPO 活動や水産農林業やまちづくりの商店街や企業等で「3 カ月のボランティア」を行い「証明書」をもらいます。大学や就業先の入試条件に「証明書」を提出

すれば、大学も就業先も安心できますし、自律意識が高まります。その財政支援は、国や市町村が担えば、お互いの人間性が高まります。是非、災害国日本の将来を担う子どもの教育改革を実行しましょう。

そして大学は、地域性を活かした特色ある大学に創り変え、新学期は9月に変更します。そうすれば、外国の大学と同じになり、挑戦範囲が地球的になり、留学し易くなり、国際的日本になるでしょう。

(注1) ノーマライゼーションの原理：増補改訂版　ベンクト・ニィリエ著　河東田博・橋本由紀子・杉田穏子・和泉とみ代訳編　現代書館

第6章

日本に住む一人ひとりの
ライフサイクルを
支える健康福祉学

危機的状況にある日本の子どもや若者たちのために何かできることはないでしょうか。私の経験から生まれた提案を紹介します。

第1節
日本に住む人間のライフサイクル

　図3（第5章第1節）のように、父と母の愛の結晶として受精し、両親の愛と語りかけの励ましといつも見守ってくれる日々のなかで人間の命を育んでいる胎児は、280日間、自分のために両親の認知と母国語を学びながら脳を発達させています。

　そのため両親は、つねに胎児との日常会話と細やかな関わりと胎児の出生後の生活機能の自立と自律を育む快適な生活環境を創りましょう。母親は、朝にたっぷり十分な栄養を摂り、栄養満点の母乳になるよう脳内の必須元素を意識した十分な栄養、前述した大隅教授が唱える脂肪酸を十分摂取して日々、体調を良好に高めなければなりません。

　脳の主役である神経細胞は、胎児期に急激に細胞分裂

して増加して行きますが、神経細胞同士の連携が無いと死滅していきます。「人間の場合、妊娠2カ月くらいから、胎児の脳の中の神経細胞の軸策が伸びてきて、シナプスがつくられ始めます。つまり、神経細胞が他の神経細胞とつながりを持って、情報の伝達・処理に必要なネットワークつくりを始めると言うことです。そして、3歳くらいまでにこのネットワークを大体完成させる。ちなみにシナプスの数は、生後3カ月から1年目でもっとも多くなる。」(注1)とあり、「三つ子の魂百まで」の諺は生きています。

　日本で問題なのは、受精から280日を得て出産するまでの胎児期の両親へのケア支援の貧困が認識されていない事です。

　前述のように、「三つ子の魂百まで」の一番肝腎な胎児期のケアと3歳までの子育ての両親への健康福祉支援が不十分であり、母親中心になっています。両親の濃密な関係性や生活状態の豊かさによって胎児の発育状態と3歳までの脳の発達が千差万別になって子どもの発達に影響します。「母子健康手帳」を取ってみても、2023年に政府は、岡山市のように「親子健康手帳」にせず、「母子

105

健康手帳」継続にした事でも、如何に母親中心の妊娠中であるかが理解できます。

　この胎児期の人間こそ、一番「自助」のできない時期であり、両親への濃厚なケアを必須にした健康福祉を展開する必要があります。成長発達に応じた両親のケアと後述する「健康福祉ステーション」の訪問支援や相談業務が必須です。

　近年両親が排泄訓練をしないまま6歳になって、就学前に、小児専門病院に特別な病気と考えて受診し、排泄訓練を教えられ、慌ててするような結果になる子が増えています。

　小学校は「居住地の子は、地域の小学校へ」を実現して15〜20人までの学級に編成し、健康を重視した実務的な教育方法で、国語や算数や社会知識を教え、小学校在学中に生活機能の自立に性教育も教えます。

　2022年8月26日の京都新聞に「届かぬ手　左京障害児殺害事件　寄り添う『伴走者』おらず」と掲載されていたように、障害別の縦割り学校における教員中心の教育は、本人の生活機能の自立や自律に伴走者や助け合う仲間や先輩後輩がほとんどできないのではないでしょう

か。

　居住地の地域の子同士で助け合い、励まし合い、共に学校へ登校して伸び合って行く社会こそ健康な社会です。そして、小学校と中学校は義務教育ですので、教育にかかる諸費用はすべて無償にする、です。

　家庭では、興味のある食べ物から作り方を教え、親の休日には買い物に同行して、野菜や魚肉類の値段等を教えて、家庭の財政に応じた食事も脳の発達に応じたバラエティ豊かな食材を選ぶ方法を体験で知ることが大切です。例えば、納豆パックのタレは保存して刺し身等に使います。もずくかメカブを水道水でよく洗い清潔にした空き瓶に入れ、黒酢を入れ漬けておき、毎回、大さじ1杯を納豆にかけ、刻みネギを載せて1品にして頂く。また、果物の時期外れで高い時は、100％濃縮ジュースを朝食前にコップ1杯飲むなどの工夫を重ねて、財政難を乗り切る方法を教えます。日本人の腸内細菌は麹菌と納豆菌が良いようですので、朝の味噌汁は、麹味噌を使うと良いですが、麹菌は生きていますので、だし汁で野菜や豆腐等が出来上がる直前に麹味噌を入れて、火を止めて、かき混ぜるようにして、麹菌が腸内へ到着するように工

夫しましょう。

　4年生から6年生に性教育は必須です。子の人生で自分自身の成長発達のためにも生涯連れ添う相手を見つけ出し、さらに良い子孫を残す役割等も加えて、慎重に選んで結婚すること、を教えて下さい。

　養護学校の子どもたちと合宿をすると、9歳の子が「好きな子ができたので、いつも一緒にいたいから結婚したい」と相談に来ます。一緒に住むには生活する家とお金がいるでしょう？「うん、それは生活保護をもらえばいいでしょう？権利だから……」という子がいる今日この頃です。

　日本の労働者の98％は賃金労働者と自由業です。将来、何を目指して労働するのかを話し合いで真剣に考え話し合う時間を設けて実行する。さらに「13歳のハローワーク」を読ませて感想文とか、好きな職業の本を読ませるとか。具体的に一人ひとりの子どもに応じた職業選択が中学校でできるようにする準備期間だよ、と子に教える必要があります。

「大学を卒業しても親は『好きな事をしなさい』と言うだけで……」と相談に来た際「何が好きなの？」と聴く

と「うーん、あえて言えば、中学2年の時、音楽で歌を歌ったら『上手だね』と言われたので、歌手になろうかな」と言う36歳のひきこもり者は、「近親が、何でも良いから働きなさいとうるさいので来た」と言う。「きっとお父様が定年に近づいたからでは？」と言うと、手の指で数えて「あ、そうか、63歳だ」と言って驚く。ハローワークで適性検査を受けること。毎朝5時に起きて洗顔し、ラジオ体操をしてたっぷり朝食をする。就職できるまで、掃除・洗濯・布団干しと午後9–10時の寝る前に、炊飯器に米＋押麦＋網エビ＋水煮大豆を入れて混ぜ炊飯器にかけておく。朝食も母親の代わりに調理をして、一人暮らし生活ができるように家事ができる事を実行して、ハローワークへ行き、就業先を見つけて就職できた人もいます。

　家族は、毎朝5時に起床して各役割（料理・洗濯・掃除・ゴミ出し等）をする。そして小・中・高校生は「朝一勉強」をするのが好ましい。その内容は、今日の授業科目の予習です。予習をして授業を受ければ、脳の記憶になります。一家で午前6時30分のラジオ体操をして、一家でたっぷりの朝食を笑顔で楽しく会話して頂く。朝

食後に一人ひとりの1日のスケジュールを話し合って、お互いの帰宅時間と夕食の有無の予定を共有します。そうすれば、どこで、何が起きても、お互いの対応が可能になります。

第2次世界大戦後、日本国憲法は1対1の男女が合意し、結婚して生活する形態になり、21世紀になって核家族が当たり前になりました。

その結果、家庭に家族団らんやお互いの生活リズムの共有化が乏しくなり、居場所の無い人間が次第に増え、しかも低年齢化し、小学生の自殺者も増え、出産率も年々低下しています。

日本に住む一人ひとりの人間は、15歳から65歳は労働期に入ります。そして、高等教育への進学が可能かどうかは、両親の経済状況や考えに左右されがちというのが現状です。

選挙権の年齢は、18歳に引き下げられました。しかし現実は、生活機能の自立と自律ができていない人が多く、ひきこもり者やごみ屋敷の生活者や発達障害児者が多くなっています。

共働きの両親は、教育中心の子育てに偏りがちで、日

常生活に必須である家事・家政を家庭内で育んでいない現状が表面化した結果だと言えるでしょう。

　例えば、名古屋市内に住む両親が、親の方針で子の将来を考えて、京都の一貫校の小学校へ小学１年生から新幹線で通学している子や、大学や大学院への進学は、両親の経済力と社会的支援が獲得できるかどうかで入学が決まる現状にあるのも一因です。

　職場で働き、医療保険に加入している人は、40歳から介護保険制度の第２号被保険者として介護保険料を支払います。

　介護を受けるには、申請主義のため市町村の保健課に行く必要があります。そして医療保険＋介護保険料を払います。さらに、15疾病に加えて末期がんの方への福祉用具貸与が加わっています。特定疾患が決められていますので、15疾病のどの疾病なのか「診断書」の提出が必要です。食費と居住費は含まれませんので、自己負担で支払いが必要です。

　65歳になりますと運営主体である市町村から「介護保険被保険者証」と介護保険制度の利用方法のパンフレットが送付されます。

介護保険制度は、全国公平に自己負担額は１割ですが、住む市町村の保険料によって負担額は違ってきます。そして問題は、各都道府県に特別養護老人ホームへの待機者が数万人単位で存在することです。

　介護保険制度の利用は、すべて申請から始まります。さらに重要な事は、すべて「契約」から利用が始まることです。この２点は、介護保険制度を利用するための肝腎要です。

　介護サービスの上手な活用は、1. 良く理解すること。2. 本人が行くこと。3. 利用する場合は、「介護保険被保険者証」を持参し、住まいの市町村の介護福祉課へ介護認定を受ける申請をします。その際、居宅サービスまたは、介護保険施設や介護療養施設サービスを受けたい人は、「介護保険被保険者証」と共に老人保健の健康手帳を添える必要があります。4. 市町村独自の介護保険特別給付を利用する場合は、居住地の風土、産業、地域のありようによって市町村のサービス内容は違いますので、利用者は、ガイドブックを良く読み理解して申し込むことが必要です。2000 年に始まった介護保険法は 2005 年に利用者が 1.9 倍となり、日本の高齢化率は、2030 年には

４倍と予測されますので、2005 年に厚生労働省は、予防重視型システムに大改正を実施しました。主な要点は 1. 認定区分の変更　2. 地域支援事業　3. 新予防給付 4. 地域包括支援センターの創設　5. 地域密着型サービスの創設です。

　一人ひとりの高齢者が住み慣れた地域で安心して暮らすことができるように、介護保険制度は、2006 年４月から「地域密着型サービス」を実施しました。

　しかし、高齢化の上昇が急激であるため、対応が追い付かずの市町村が多くみられます。

　日本の 2021 年度の 65 歳以上者が前年度に比べ 22 万人上昇し、高齢化率は 29.1％です。そのため、確実に働く高齢者により有利な年金制度へ変化しています。例えば、60 歳以上で働く人がより有利になるように 60 歳から 64 歳の就業の場合、2022 年４月から、月給の額と老齢厚生年金の額が 47 万円に引き上げられました。なお 65 歳以上の就業者の基準額は 47 万円です。社会保険に加入し就労をしている場合は、収入額にかかわらず、年金は満額支給です。そして、受給開始時期も 2022 年４月から 60 歳から 75 歳までに拡大されますので、上限を 75 歳まで

引き上げますと増額率が最大84％まで引き上げられます。個人的には70歳まで働きましたので、70歳から年金受給にしましたら、142％の受給率となって支給を受けています。しかしその結果、介護保険制度の保険料は10段階の10になり最高額を払っています。そして毎年、受給率が0.4％下がりますので、100歳まで生きた場合、自宅を担保にして借金をしなければ支給困難になると計算している次第です。

　一人ひとりの高齢者が健康で100歳まで安心して暮らすことのできる年金制度にする必要があります。そして地方自治体が発行する「敬老パス」は定年と同時に発行する連動システムにして、住民主体のシステムに変革しなければ、認知症が増える社会になるでしょう。そのためにも健康福祉学を研究し、社会を変革する人が育つ社会になる事を願っています。

　2022年9月5日の新聞紙上に「要介護低所得者増す負担」と5段抜きで「特養・ショートステイの食費や部屋代アップ、利用控えも」と掲載。その下段に「上半期出生　初の40万人割れ　コロナ禍　前年同期比2万人減」と書いています。

第6章　日本に住む一人ひとりのライフサイクルを支える健康福祉学

　全人口中、高齢者が30％になる時代に、日本の高齢者の車椅子利用は世界一です。

　脊髄損傷者の車椅子は重要な利用方法ですが、高齢者の一人暮らしや施設内利用者は、できるだけ行き交う人に挨拶や廊下の両サイドにある手摺りバーで両手を交互に使い1歩1歩歩くことを訓練して歩くことからリハビリをして食堂へ行き、笑顔で挨拶して交流をして食事をする方向にして行くことが肝腎です。

　どこの高齢者施設でも介護保険料と持参金の多寡によって個室から2人部屋等になり、食事代と洗濯代は実費のため、介護保険サービスを控え、一人暮らしで孤立する人が多くなっています。そのためには、人間が直立二足歩行の動物であることを、すべての高齢者が認知する必要があります。

　受生時から両親の深い愛情と社会的支援により、健康を維持して労働期をたっぷり働き、老後は毎朝、2歳頃に覚えた後ろ足（＝踵）から地につけて大腿骨で歩くこと。日光を前額部に浴びてラジオ体操に参加し、散歩で

(注1)：岩田　誠＝監修「図解雑学　脳のしくみ」　ナツメ社　1998年1月発行

115

8 000 歩から 1 万歩は歩いて、朝たっぷりの朝食を摂ることです。2 階建やマンションの人は、階段の上下も良い運動になります。さあ実行しましょう。

第 2 節
厚生労働省は「健康福祉省（子ども家庭庁を含む)」と「労働福祉省」へ

　厚生労働省は「健康福祉省」と「労働福祉省」に分割し、「子ども家庭庁」は健康福祉省へ入れます。なぜなら、日本に住む一人ひとりの住民の受生から死までの健康と課せられた労働を担いつつ、100 歳以上まで安心と安全な生活の暮らしと生涯の健康と労働を保障することが健康福祉省と労働福祉省の役割だからです。

　人間が生を受け、人間として成長発達するには、受生時から両親の深い相互理解と愛情が必須であることが脳科学によって証明されてきました。

　男性と女性が結婚届けを出した時から妊娠を想定し、夫婦への社会的配慮と胎児・育児支援が重要です。

　そのため、地方自治体に「健康福祉ステーション」を

設けて、24 時間の相談支援と訪問支援が必須になります。

1．1 年間の定時帰宅の保障

　妊娠届を提出すると母子健康手帳（2023 年に親子健康手帳に変更することを政府は否定して継続中）と妊婦健康診査受診票を受けます。

　しかし、夫婦で胎児を見守り育むには、「母子健康手帳」から「親子健康手帳」に変更することが必須です。なぜなら、胎児は両親の密な関わりと深い愛情の声かけから両親の認知と日本語が母国語であることを認知して脳を日々成長発達させ、神経細胞を増殖させてシナプスを縦横につなぐことで成長発達しているからです。この両親の働きが希薄なほど神経細胞は死滅し脳の発達は遅れます。

　そのため、妊娠届は、夫婦の職場に提出し、1 年間（＝365 日）は夫婦ともに定時帰宅にします。定時に帰る際、重い物を持たないように夫が買い物をする。とか夫婦は、話し合いで家事・家政の役割分担をして、夕方から掃除・洗濯・入浴、ゆったり夕食をして 9 –10 時に就床。

朝５時に起きて役割分担をして、たっぷり朝食をゆったりと頂き、その後、今日の帰りの買い物等を話し合って職場に向かいます。

　１年間の残業代に代わる社会保障は、国・地方自治体が８：２で育児手当を支給します。

２．健康福祉ステーションの設置と構成と役割

　地方自治体は高齢者の「地域包括支援センター」に受生からの子どもと親中心の「健康福祉ステーション」を併設します。

　構成員は、医師の免許があり、さらに博士になるための研修中医師と助産師・保健師・看護師・社会福祉士・精神保健福祉士・保育士で必要メンバーを構成し、地方自治体に妊娠届を提出した時に「健康福祉ステーション」が、どんな所で、何を役割として活動しているかの説明書と郵送用宛先を書いた「はがき」を渡し、いつでも相談や訪問支援を実施いたします、と案内します。

　そして健康福祉ステーションに連絡して、会員になった両親にさまざまな支援をします。

　健康福祉ステーションのメンバーは、専任者を何人で

構成するかは地域の状況に応じて構成します。大病院や公的機関で働くメンバーが週一で勤務する方法も考慮して、柔軟に配置すると良いでしょう。妊娠者の状態から、誰に相談が必要かの担当を決めて訪問指導も行います。

　例えば、発達障害を持ち、得意の分野の企業で働くことはできますが、家事はまるで駄目。の男女もいますので、家庭訪問で胎児の生活環境を確認し、ごみ屋敷にならない方法を話し合いで解決して実行しましょう。とか、胎児の栄養を得る方法として、母親の食事方法を指導するとか。例えば、ある妊娠中の発達障害があると思われる女性は「出産予定日まで２カ月ある」と出産後の衣類やオムツ等を何も用意をしていませんでした。しかし、急な早産の出産となり、父親が早退して、デパートへ行き、オムツや肌着や入浴用具まであれこれ買い物をするとか、予期せぬことが起き易い期間であることを夫婦が認識し準備することなどを具体的に指導するのも重要な役割です。発熱時の対処方法や定期健診や体調相談等、何でも相談できる専門家の集団の役割が不可欠です。

　妊娠届提出後１年の間に、子は両親との関係を学び、支援者との関係も学びますので、「健康福祉ステーショ

ン」スタッフは、現制度を活用する方法を丁寧に指導すると良いでしょう。

3．健康福祉省は、労働福祉省との連携強化を

　日本に住む一人ひとりの人間は、ほぼ全員が人によって就業年齢は違っても、15歳から65歳まで労働期に入ります。そのため、健康な生活と15歳までに生活機能の自立と自律の芽生えができていないと就労に影響が及びます。

　例えば、4代にわたり生活保護法を受給して生活していた女子が中学校卒業と同時に京都の機械工場の企業に就職。ところが、9時に会社の前に来ても、挨拶も無く立っているだけ。これでは困る。何とか訓練をしてほしいと連れて来られ、世界共通語の「4つの挨拶言葉の出会い・別れ・感謝・謝罪」を毎日寄宿から1カ月、起床時の挨拶言葉は、出会いだから「おはようございます」、帰りの挨拶は、感謝と別れだから「ありがとうございました。さようなら」、ミスした時は「すみません。これからは、気をつけていたします」と声を出して円滑に言える等を根気よく教え、ご飯を炊飯器で炊く方法や後始末

やお茶の沸かし方、フライパンの使い方、おかずの作り方、洗濯の仕方、布団の干し方等を教えて職場復帰。仕事を覚える毎に「ありがとうございます」と感謝の言葉ができるようになり、加えて「労い」の言葉を教えて、５つの挨拶言葉を言えるようになり、笑顔で挨拶ができるようになって継続して働いて、３年後に一人暮らしができるようになりました。

　2021年度のひきこもりの人が100万人と報じられていますが、実際は500万人と言われて、年齢は60歳から小学生までいます。

　ひきこもり者は、先ず、生体リズムに合致した生活リズムを創ることが、初めの一歩です。就労先の出勤時間は何時であるか、相手の都合を知る必要があります。例えば、中学校卒業前に「職人として一人前になりたい」の夢の実現に向けて蕎麦屋さん勤務の人は、朝４時に起きて朝食をして、５時過ぎに勤務先に向かい、６時勤務開始です。就業時間は午後３時に終わります。「好きなカラオケができる」と希望を持って働いて10年！　新卒者が入り、主任になりました。

　公務員だから９時出勤とは限りません。国家公務員の

法務局の方は、7時30分出勤のため、5時に起床し、たっぷり朝食をして、地下鉄通勤です。

　したがって、10歳頃から、将来は、何になって働いて健康な生活をして暮らしていくのか？を考えて行動することが求められています。家庭の経済状況や社会資源に応じた教育の選び方等も学力に応じて選ぶ必要があります。それまでに家事・家政のできることが問われています。家庭は生活協働体として共生きの精神でお互いに日々学び合う楽しい生活の場で無くてはなりません。早寝早起き栄養たっぷり朝食と家族会議で一日の予定を確認し出発する日々を続けることが、健康生活を維持し、労働生活を維持できる基本であることを念頭においてお互いが助け合って暮らしましょう。

第3節
文部科学省は「教育福祉省」と「地球科学省」へ

1．教育福祉省

　なぜ、教育福祉省にするのか？　それは「居住地の子は地域の学校へ」を実行し、人間力を高めるためです。そ

のため、義務教育期間としての小学校・中学校は、入学するまでに整えるカバン・体操着・鉛筆・消しゴム・ノート等を含むすべてにおいて無償であることが重要です。

教育権を定めた国際人権規約（A規約）

第13条（教育）　1.この規約の締約国は、教育についてのすべての者の権利を認める。締約国は、教育が人格の完成及び人格の尊厳についての意識の十分な発達を指向し並びに人権及び基本的自由の尊重を強化すべきことに同意する。更に、締約国は、教育がすべての者に対し、自由な社会に効果的に参加すること、諸国民の間及び人種的、種族的又は宗教的集団の間の理解、寛容及び友好を促進すること並びに平和の維持のための国際連合の活動を助長することを可能にすべきことに同意する。

2.この規約の締約国は、1の権利の完全な実現を達成するため、次のことを認める。

(a) 初等教育は、義務的なものとし、すべての者に対して無償のものとすること。

(b) 種々の形態の中等教育（技術的及び職業的中等教育を含む）は、すべての適当な方法により、特に、無償教育の斬新的な導入により、一般的に利用可能であり、かつ、すべての者に対して機会が与えられるものとすること。

(c) 高等教育は、すべての適当な方法により、特に、無償教育の漸進的な導入により、能力に応じ、すべての者に対して均等に機会が与えられるものとすること。

（※日本は、(b)(c)を留保した）

このように、教育権を定めた国際人権規約（A規約）の第13条（教育）の締約国として義務教育（小学校・中学校）は、すべて無償であることとうたわれています。

そして各都道府県は地域力を高め合って特徴ある中等教育や高等教育を創り合い、日本が締約していない（b）と（C）を実現することです。そうすれば将来どこで学んで何になるかが明確化され学ぶ喜びが得られる学生が

世界中から集まってきます。

　人間は直立二足歩行の動物であるため、妊娠・出産において障害の子が生まれ易いからです。さらに農林水産業中心から最新の諸科学の発達が加わって就業労働の内容が大きく変化し、健康な生活の100歳人生を得るためには、人間力を高めて必要な労働力を持って就業しなければならない現代だからです。

　保育所も居住地の子は地域で保育すること。そして、小学校就学と同時に、子たちはお互いの智慧を分かち合って、お互いが利他の力を養って助け合う方法を日常的に学び合い、伸び合う学校生活が必須だからです。

　そして家庭では、就床は午後8～9時までにして、朝5～6時に起きて勉強は本日の授業の予習をする。そしてたっぷり朝食を頂いて、町内で視覚障害・知的障害・聴覚障害の子や伴走者が押す車椅子の子等も一緒に登校します。小学校までの道路で信号機の鳴るメロディで東西や南北が学習できるし、車椅子の子が横断するには、何秒が必要なのかを知ることもできるし、白杖がどのように使うのかも知ることができるし、視覚障害児の聴覚の敏感さや生き方も学ぶこともできます。

助け合いの精神が育てば、いじめなど起きないように
なりますし、自分の健康を自覚して伸ばすこともできる
ようになります。助け合いの精神が育まれることが小学
校時代の収穫であるようにすることです。

　教員は、大学の全学部から教員資格課程を学び、専門
の教育実習をするため、各専門教員が「居住地の子は地
域の小学校」へ配置になれば、教員も多種多様になって
相互理解で視野が広がります。「３人寄れば文殊の智慧」
というように、話し合い考え合えば、アイディアも豊富
になって、学習内容が豊富になって来ます。そして、学
級によって複数の教員が入ることができて、社会化が広
がって多彩な子どもの集まりになり、共生き精神が育ま
れます。

　いじめや陰湿な子どもの行為が減少し、助け合いの精
神が育っていきます。病気を持つ子のお陰で、助け合う
気持ちが生まれ育っていきますし、病気を知ることもで
きます。いじめる暇はなくなり、「看護師さんになって助
けよう」とか、生涯の友にもなって共生の精神が養われ
ます。

　「居住地の子は地域の小学校」が当たり前化すれば、地

域特性の産業が専門化し、地域特有の高校や大学が生まれ、地域が活性化すれば、地場産業を学びたい子が全国から集まって来ます。産業の活性化は奨学金にもつながって、無料で好きな学問を学ぶことができる地域が出来てきます。

　全国の大学は、9月開校にして、3月卒業の高校生が、6カ月のボランティアで生涯の労働に何を選べば、自分にふさわしいかを実働することによって、思考し、判断ができます。その実績を大学受験の提出書類として必須にすれば、地域の特性に応じて活性化できて良いのではないでないでしょうか。さあ、やってみましょう！　9月大学入学で世界に羽ばたく人も多くなり、ユニバーサルな日本人の育成に役立つことでしょう。

2．地球科学省

　なぜ、地球科学省か。地球上の動植物の中で最も獰猛な人間集団である人類は、地球上で80億人となる勢いです。そして、どんなに科学が発達しても、一人ひとりが生きるためには動植物を食べて生きるため、地球温暖化の状態にある地球は悲鳴を上げているでしょう。

加えて、地球上の各国は、どこかで紛争や戦争をして地球を破壊しています。第2次世界大戦において、世界で初めて米国が広島と長崎に使用した原子爆弾は、地球と人間を破壊し、その原子爆弾は、戦争でいつ使われるか不透明な危険状態にあります。さらに地球上で、火山や地震の大災害国日本では、第2次世界大戦の前後に4大巨大地震が発生してから79年目になり、いつ来るか心配の日々です。81年目の2025年前後に巨大地震が連動して来るのではないか？と一人ひとりの用心が肝腎であるようです。

　一人の人間として地球環境は、1．清浄な空気　2．清浄な水　3．安全な土壌　4．風の通る住居・職場・町・村　5．酸素の通る森・河・川・海が当たり前になっているように、ボランティア活動をして、生活の質を高める快適なアメニティ・社会参加・活動を若い時から育み、活動者を育んで頂きたいこと、防災庁や化学を含めた科学研究や農村や森林の発展に寄与する科学者が育つ環境を創ってもらいたいと願っています。

おわりに

今日（2024年）の日本が一番やるべき事は、2001年に
WHO総会で承認された「国際生活機能分類（＝ICF）」
に基づき、日本に居住する受生児から死に至る一人ひと
りの個人の固有な価値と自律性（＝自己決定）を尊重し、
あくまでも個人の視点からの評価を重視した個別的な日
常生活支援へと健康福祉分野の社会制度を大転換する事
です。

WHOは加盟国に毎年健康状態の6項目の報告義務を
課していますが、日本は40歳以上の介護保険制度利用者
の6項目の報告であり、受生時から39歳までの健康状態
は組み込まれていません。

したがって、日本に居住する一人ひとりの受生時から
39歳までの健康維持のための社会制度は、岡山市の「親
子手帳」継続はありますが、2023年に政府は「母子手帳」
の維持継続を決定し、健康増進への支援は不十分です。
両親の資産や社会保険受給状態等によって、医療保険内
容や受診抑制が進行し、一人ひとりの健康管理もままな

らない状態や、食事や衣服に事欠き学校さえも行けない子も存在して、ひきこもり児や高齢者の自殺者が年々増加しています。

　一番の問題は、タテ割り社会のため「ハビリテーション（人間の衣を纏うの意）」が教えられず、ICF の精神が浸透していないことです。例えば「障がい」の意味を高校生や大学生に「障害がありますか」と問うと「ありません」と答えます。しかし、ICF では「親や社会的支援を受けて高等教育を続けている青少年は、生活機能の自立（＝ independence）と自律（＝ autonomy）に困難と障がいを持つ人である」と評価しています。日本に、この回答を正確に言える人は少ないでしょう。

　医療・福祉・教育関係者や公的機関関係者は、「一人ひとりの受生時から死に至る個人が、何を獲得すれば社会で生きて行く事が可能か」を考えて、一人ひとりの生活機能の自立と自律の諸支援を ICF に基づくハビリテーションを重視した健康福祉支援を実現して頂きたいと祈念いたします。

　個人的には、未熟児の逆子で心臓弁膜症を持って生を受け、国民学校１年生で終戦。その前後の東南海巨大地

震・激しい空襲・三河地震・伊勢湾台風の中、腎臓病・リウマチ・肺結核と患って「どうしたら病から抜け出せるか」を考え続けた結論は「看護婦になって病人から『なぜ、病になるのか？』を学べば、病から抜けられる」ということでした。看護学校へ行き、就職して重症混合病棟・脳外科勤務をしている間に、「食事（＝人を良くする事)」の大切さを学び、料理好きになり、早寝・早起き・たっぷり朝ご飯・昼たっぷり食・夜7時までに焼き芋＋抹茶豆乳200mlを続けて働き・学んで、当初30歳と言われた年齢の2倍以上生きられました。60歳からボランティアで100歳までの計画も立てて元気溌剌です。これからも世界に平和と一人ひとりの健康が維持できるように思考力を高めて活動して寄与したいと願っています。

　読まれた方には、ご感想やご批判を頂いて、さらに良い「健康福祉学」に進展し、22世紀を迎えられる日本でありますよう希求いたします。

ICF 機能分類による 1,500 項目　凡例

表1　規範および最低限の健康システムのために提唱する ICF データ必須項目

躰の機能・構造	章・コード	分類のカテゴリー
見る力	2:b210-b220	視覚と関連機能
聞く力	2:b210-b220	聴覚と前庭の機能
話す力	3:b310-b340	音声と話す力の機能
消化力	5:b510-b535	消化器系の機能
排泄力	6:b610-b630	尿路系の機能
生殖力	6:b640-b670	性と生殖機能
性的活力	6:b640	性と生殖の健康
皮膚・容姿の変容	8:b810-b830	皮膚と関連部位の構造
呼吸	4:b440-b460	呼吸器系の機能
痛み	2:b280	痛み
情動	1:b152-b180	部分的精神機能
睡眠	1:b134	全体的精神機能
活力／気力	1:b130	全体的精神機能
認知　※	1:b140,b144,b164	注意、記憶、高次的機能
参加と活動		
コミュニケーション	3:d310-d345	コミュニケーションの理解と表出
可動力　※	4:d450-d465	歩行と移動
器用さ	4:d430-d445	物の運搬、移動、操作
セルフケア　※	5:d510-d570	セルフケア
日常的な活動　※	6と8	家庭生活、主な生活領域
個人的対人関係	7:d738-d770	特別な個別的対人関係
社会的機能	9:d910-d930	コミュニティライフと市民生活

※最低限の ICF データ必須項目

出所：World Health Organaization, "ICF: International Classification of Functioning、Disability and Health",WHO Geneva.2001、p261 より丹羽作成

i

表2　活動と参加の情報マトリックス

ICFの コード番号	領域	評価点	
		能力	実際の状況
d1	学習と知識の応用度		
d2	日課の遂行度（ストレス対処を含む）		
d3	コミュニケーション度		
d4	運動・移動度		
d5	セルフケア度		
d6	家庭生活度		
d7	対人関係度		
d8	労働・教育・経済等の自立度		
d9	社会参加度		

表3　躰（Body）構造・機能の評価表　※別紙掲載

損傷の程度	損傷の種類	損傷の部位
0 ＝ 損傷なし（　0〜　　4％）	0 ＝変化なし	0 ＝2部位以上
1 ＝ 軽度　　（　5〜　24％）	1 ＝全欠損	1 ＝右
2 ＝ 中等度（25〜　49％）	2 ＝部分的欠損	2 ＝左
3 ＝ 重度　（50〜　95％）	3 ＝付加の部分	3 ＝両側
4 ＝ 最重度（96〜100％）	4 ＝変形	4 ＝前面
8 ＝ 詳細不明	5 ＝分離形	5 ＝後面
9 ＝ 非該当	6 ＝位置のゆがみ	6 ＝近位
	7 ＝構造上の変化　※	7 ＝遠位
	8 ＝詳細不明	8 ＝詳細不明
	9 ＝非該当	9 ＝非該当

※液の貯留を含む

出所：World Health Organaization, "ICF: International Classification of Functioning、Disability and Health",WHO Geneva.2001 より丹羽作成

表4　活動・参加の困難度と環境因子の評価表

活動・参加		環境因子	
能力（支援なし）	実行状況	促進因子	阻害因子
0＝問題なし（ 0～　 4%）	0＝補助なし	0＝なし （ 0～　 4%）	0＝なし （ 0～　 4%）
1＝軽度 （ 5～ 24%）	1＝人的補助あり※	1＝軽度 （ 5～ 24%）	1＝軽度 （ 5～ 24%）
2＝中等度 （25～ 49%）	2＝物的補助あり※※	2＝中等度（35～ 49%）	2＝中等度（35～ 49%）
3＝重度 （50～ 95%）	3＝物的＋人的補助あり	3＝重度 （50～ 95%）	3＝重度 （50～ 95%）
4＝最重度 （96～100%）	8＝詳細不明	4＝最重度（96～100%）	4＝最重度（96～100%）
6＝詳細不明		8＝詳細不明	8＝詳細不明
9＝非該当		9＝非該当	9＝非該当

実行状況（支援あり）の基準

　※ 他者の（ 支援とともに課題が行われる場合 ）：ここでの支援とは身体的な介護だけでなく監督
　　 や指示を含む。
※※ 補助機器、テクニカルエイド、改造、義肢、車椅子、杖、その他。

　出所：World Health Organaization, "ICF: International Classification of Functioning, Disability
and Health",WHO Geneva.2001 より丹羽作成

iii

ICF 機能分類による 1,500 項目

d1 学習と知識の応用度

(%) 100 95 50 25 5										

	1-1	1-2	1-3-ア	1-3-イ	1-3-ウ	2-1	2-2	2-3	2-4	2-5
活動・参加領域	注視	傾聴	嗅ぐ	味わう	触る	真似る	反復する	読む	書く	計算する
			1-3 他の感覚							
	1 目的を持った感覚的経験					2 基礎的学習				

d2 日課の遂行度（ストレス対処を含む）

	4-1-ア	4-1-イ	4-1-ウ	4-1-エ	5-1-ア	5-1-イ	5-1-ウ	5-1-エ	6-1-ア	6-1-イ
活動・参加領域	単純	複雑	独力で	他社（グループ）と協力して	優先順で実行	優先順で終了	独力で	他社（グループ）と協力して	計画の実行	計画の終了
	4-1 単一課題の遂行				5-1 複雑課題の遂行				6-1 日課の遂行	
	4 単一の日課の遂行				5 複数の日課の遂行				6 日課の管理	

d3 コミュニケーション度

	8-1	8-2-ア	8-2-イ	8-2-ウ	8-3	8-4	9-1	9-2-ア	9-2-イ	9-2-ウ
活動・参加領域	言語的メッセージを伝える	ボディランゲージで伝える	シンボルマークで伝える	図・絵・写真で伝える	公式手話を受け止める	文章を受け止める	言語的メッセージを伝える	ボディランゲージで伝える	シンボルマークで伝える	図・絵・写真で伝える
		8-2 非言語的メッセージ						9-2 非言語的メッセージ		
	8 受容力						9 表現力			

2-6-ア	2-6-イ	3-1	3-2	3-3	3-4	3-5	3-6-ア	3-6-イ	3-7
基礎	複雑	集中力	思考力	読解力	文章力	計算力	基礎	複雑	意思決定力
2-6 技能の習得							3-6 問題解決力		
2 基礎的学習		3 知識の応用							

6-1-ウ	7-1-ア	7-1-イ	7-1-ウ
日課の管理	危機課題の責任遂行	ストレスへの対処力	非常事態の対処力
	7-1 ストレス・危機への対処		
	7 ストレス・危機的状況の対処		

9-3	9-4
公式手話で伝える	文章で伝える

10-1-ア	10-1-イ	10-1-ウ	10-1-エ	10-1-オ	10-2-ア	10-2-イ	10-3-ア	10-3-イ	10-3-ウ
開始	継続	結び	1対1	2人以上	1対1	2人以上	通信用具	文具	読唇術指点字等
10-1 会話					10-2 ディスカッション		10-3 用具・技法の利用		
10 会話とコミュニケーション用具・技法の利用									

d4 運動・移動度

	11-1-ア	11-1-イ	11-1-ウ	11-1-エ	11-1-オ	11-1-カ	11-1-キ	11-2-ア	11-2-イ	11-2-ウ
活動・参加領域	寝位	しゃがみ位	膝立ち	座位	立位	屈曲位	重心の変換	寝位	しゃがみ位	膝立ち
	11-1 基本的姿勢の変換							11-3 姿勢の保持		
	11 姿勢の変換と保持									

12-1-ア	12-1-イ	12-1-ウ	12-1-エ	12-1-オ	12-1-カ	12-2-ア	12-2-イ	12-3-ア	12-3-イ
持ち上げる	手を使って移す	腕にかえて移す	肩・腰・背に担いで移す	頭にのせて移す	下肢で物を遠ざける	物を移す	蹴る	つまみ上げる	握り持つ
12-1 運搬・移動						12-2 移動		12-3 細やかな手の操作	
12 手足による運搬・移動・操作									

13-1-ア	13-1-イ	13-1-ウ	13-1-エ	13-2-ア	13-2-イ	13-2-ウ	13-2-エ	13-2-オ	13-3-ア
1km未満	1km以上	風雨雪時	障害物を避けて	腹ばいで移る	昇降で移動	走る	飛ぶ	泳ぐ	自宅内
13-1 歩行				13-2 移動					13-3 生活圏での移動
13 歩行と移動									

11-2-エ	11-2-オ	11-2-カ	11-3-ア	11-3-イ
座位	立位	屈曲位	座位から座位へ	寝位から寝位へ
			11-3 移乗	

12-3-ウ	12-3-エ	12-4-ア	12-4-イ	12-4-ウ	12-4-エ	12-4-オ	12-4-カ
作業をする	作業を終える	引く・抜く	押して移す	届いて触る握る	まわす・曲げる	投げる	捕まえる
		12-4 手と腕の操作					

13-3-イ	13-3-ウ	13-4	14-1-ア	14-1-イ	14-1-ウ	14-2-ア	14-2-イ	14-2-ウ	14-3
区域内	地域で歩いて移動	福祉用具・用具仕様で移動	人力	私的交通	公共交通	自力	モーター運転	動物の操縦	移動手段としての動物
			14-1 移動手段			14-2 操作方法			
		14 交通機関・手段を利用した移動							

d5 セルフケア度

	15-1-ア	15-1-イ	15-1-ウ	15-2-ア	15-2-イ	15-2-ウ	15-2-エ	15-2-オ
活動・参加領域	一部	全部	拭き乾かす	皮膚	歯	頭髪・髭	手の爪	足の爪
	15-1 躰を洗う			15-2 躰の手入れ				
	15 セルフケア（健康管理を含む）							

15-3-ア	15-3-ア	15-3-ア	15-3-ア	15-3-ア	15-3-ア	15-3-ア	15-3-ア	15-3-イ	15-3-イ
①尿意がわかる	②場所の選択	③下着をとる	④姿勢をとる	⑤適切に排尿	⑥陰部をきれいに拭く	⑦下着をつける	⑧元の場所に戻る	①便意がわかる	②場所の選択
15-3 排泄の管理	←排尿の調整→							←排便の調整→	
15 セルフケア（健康管理を含む）									

15-4-ア	15-4-イ	15-4-ウ	15-4-エ	15-5	15-6	15-7-ア	15-7-イ	15-7-ウ
気候社会的状況に応じて上着	左同ズボン	左同履き物	衣服の選択	社会・文化的に許される方法で食べる	社会・文化的に許される方法で飲む	快適性の確保	食事や体調の管理	健康の維持
15-4 適切な衣類の選択と着脱						15-7 健康管理		
15 セルフケア（健康管理を含む）								

d6 家庭生活度

	16-1-ア	16-1-イ	16-1-ウ	16-2-ア	16-2-イ	17-1-ア	17-1-イ	17-2-ア	17-2-イ	17-2-ウ
活動・参加領域	住居の購入	住居の賃貸借	設備・家具・調度品を整える	買い物	配達による買い物	毎日の食事・おやつ	特別な場合	洗濯と乾燥	後片付けと快適性	生活域の掃除
	16-1 住まいの確保			16-2 日常必需品とサービスの入手		17-1 調理		17-2 調理以外		
	16 生活必需品の確保					17 家事				

viii

15-3-イ	15-3-イ	15-3-イ	15-3-イ	15-3-イ	15-3-イ	15-3-ウ	15-3-ウ	15-3-ウ	15-3-ウ	15-3-ウ
③下着をとる	④姿勢をとる	⑤適切に排便	⑥陰部をきれいに拭く	⑦下着をつける	⑧元の場所に戻る	①生理を予測する	②生理用品の準備	③生理用品の交換と後始末	④陰部の清潔を保つ	⑤気分をコントロールする
					←生理のケア→					

17-2-エ	17-2-オ	17-2-カ
家庭用器具の使用	生活必需品の管理	分別してゴミ捨て

18-1-ア	18-1-イ	18-1-ウ	18-1-エ	18-1-オ	18-1-カ	18-1-キ	18-2-ア	18-2-イ	18-2-ウ
衣類の保持	住居の安全維持	家庭内器具の安全保存	自家用車等の安全維持	福祉用具等の保守点検	植木等の維持	ペット・介護犬の世話	セルフケアへの介護	移動への支援	コミュニケーションへの支援
18-1 家庭用品の管理							18-2 ボランタリー支援		
18 家事管理と家族・他人へのボランタリー支援									

d7 対人関係度

	19-1-ア	19-1-イ	19-1-ウ	19-1-エ	19-1-オ	19-1-カ	19-2-ア	19-2-イ	19-2-ウ	19-2-エ
活動・参加領域	敬意と思いやりの対応	感謝の対応	寛容な対応	批判の対応	合図対応	躰の触れ合いの対応	関係の形成	関係の終了	行動のコントロール	社会的慣例に応じた行動
	19-1 基本的な行動						19-2 対人関係の方法			
	19 基本的な対人関係と行動									

	20-1	20-2-ア	20-2-イ	20-2-ウ	20-3-ア	20-3-イ	20-3-ウ	20-3-エ	20-3-オ	20-4-ア
	見知らぬ人との関係	権限のある人	職位の下位にある人	同等な関係	友人	隣人	知人	同居者	仲間	子ども
		20-2 公的な関係			20-3 私的な関係					20-4 家族関係
	20 公的・私的な対人関係									

d8 労働・教育・経済等の自立度

	21-1	21-2	21-3	21-4	21-5	22-1	22-2-ア	22-2-イ	22-2-ウ	22-3-ア
活動・参加領域	家庭教育	就学前教育(保育所)	学校教育(小・中)	職業訓練	高等教育	現任教育	求職活動	仕事の継続	退職	自営業
							22-2 就労			22-3 雇用形態
	21 教育					22 労働と雇用				

18-2-エ	18-2-オ	18-2-カ
対人関係への支援	栄養摂取への支援	健康維持への支援

19-2-オ
他人との社会的距離の維持

20-4-イ	20-4-ウ	20-4-エ	20-5-ア	20-5-イ	20-5-ウ
親	兄弟姉妹	親族	恋愛関係	婚姻関係	性的関係
			20-5 親密な関係		

22-3-イ	22-3-ウ	22-4	23-1	23-2	23-3-ア	23-3-イ
非常勤	常勤	ボランティア	生活上の経済的な取引	経済的価値を伴う取引	私財の管理	公的資格・権利の保有
					23-3 経済的自立	
		23 経済生活				

d9 社会参加度

	24-1-ア	24-1-イ	24-1-ウ	25-1-ア	25-1-イ	25-1-ウ	25-1-エ	25-1-オ	25-1-カ	26-1-ア
活動・参加領域	近隣関係グループ自治会等	NPO・学会等	式典（冠婚葬祭）	遊び	スポーツ	芸術・文化	手工芸	趣味・娯楽	社交活動	宗教団体
	24-1 団体活動			25-1 余暇活動						26-1 宗教行事への関与
	24 コミュニティライフ			25 レクリエーション・レジャー						26 宗教・スピリチュアリティ

26-1-イ	27-1	28-1
宗教的行事	人権国家的国際的	市民権法的権利
	27 人権	28 政治活動と市民権

【著者プロフィール】

丹羽國子 （にわ・くにこ）

1939年、名古屋市生まれ。

1969年、東京警察病院看護学院卒業。1976年、日本福祉大学大学院修士課程修了（社会福祉学専攻）。看護師として東京警察病院脳外科、愛知県立城山病院精神科、愛知県立がんセンター重症混合病棟などで勤務。1999年、愛知県立コロニー中央病院小児外科看護副部長にて定年退職。

2000年、佛教大学社会福祉学部教授に就任、2009年退官。

体が弱く、先天性の心臓弁膜症で30歳まで生きられないと医師に診断を受けていた。定年退職を機に、60歳から仲間の看護師や近所の人たちと名古屋市内でボランティア活動を始めた。誰が来てもいい居場所として2009年、一般財団法人まちの縁側クニハウス＆まちの学び舎ハルハウスを設立、代表理事を務める。ケアマネージャーでもある。

ICFと日本の健康福祉

2024 年 11 月 29 日　第 1 刷発行

著　者　　丹羽國子
発行人　　久保田貴幸

発行元　　株式会社 幻冬舎メディアコンサルティング
　　　　　〒151-0051　東京都渋谷区千駄ヶ谷4-9-7
　　　　　電話　03-5411-6440（編集）

発売元　　株式会社 幻冬舎
　　　　　〒151-0051　東京都渋谷区千駄ヶ谷4-9-7
　　　　　電話　03-5411-6222（営業）

印刷・製本　中央精版印刷株式会社
装　丁　　弓田和則

検印廃止
©KUNIKO NIWA, GENTOSHA MEDIA CONSULTING 2024
Printed in Japan
ISBN 978-4-344-94938-6 C0047
幻冬舎メディアコンサルティングＨＰ
https://www.gentosha-mc.com/

※落丁本、乱丁本は購入書店を明記のうえ、小社宛にお送りください。
送料小社負担にてお取替えいたします。
※本書の一部あるいは全部を、著作者の承諾を得ずに無断で複写・複製することは
禁じられています。
定価はカバーに表示してあります。